CONSEILS

AUX JEUNES FEMMES.

CONSEILS

AUX

JEUNES FEMMES

SUR LEUR CONDITION ET LEURS DEVOIRS DE MÈRE,

Pendant l'Allaitement.

PAR

Mme Cora Millet, née Robinet.

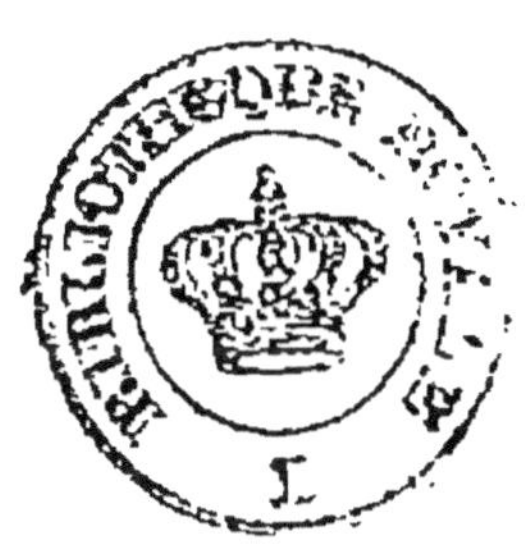

PARIS,

A LA LIBRAIRIE DE L. BOUCHARD-HUZARD.

POITIERS,

CHEZ TOUS LES LIBRAIRES.

—

1841.

PRÉFACE.

J'ai observé depuis bien des années que la première enfance de l'homme, époque de sa vie qui réclame le plus de soins, était celle dont on s'était le moins occupé. Il semble qu'à cette époque la vie d'un homme soit une chose presque indifférente, excepté aux auteurs de ses jours. L'immense mortalité qui frappe les enfants, avant qu'ils aient atteint l'âge d'un an, me semble bien mériter de fixer l'attention : près d'un quart des enfants n'arrive pas à cet âge.

L'homme naissant est confié à de grossières nourrices livrées aux préjugés et à l'ignorance, ou à des bonnes presque aussi ignorantes, et dépourvues du sentiment commun qui naît entre la nourrice et l'enfant par le fait même de l'allaitement; d'un autre côté, la plupart des jeunes mères nourrices sont sans expérience et sans nulle étude préparatoire, n'ayant d'autre guide que leur tendresse, et de conseils que ceux de leurs mères ou d'autres femmes qui, si elles ont plus d'expérience, n'ont pas plus de savoir. Cette façon d'agir contribue beaucoup à cette désolante mortalité.

Le génie de J.-J. Rousseau embrassa d'un seul coup d'œil les tristes conditions de cet état de choses, et les améliorations immenses qui pouvaient y être apportées. Mais la révolution qu'il fit ne pénétra pas dans toutes les classes de la société, et n'apporta pas dans celles où elle pénétra, surtout dans les détails, tout le bien qu'on devait en attendre. Il y eut néanmoins un ébranlement général qui a porté d'heureux fruits, mais qui conduisit dans le moment beaucoup de gens dans des excès opposés aux vieilles habitudes ; et ce ne fut pas sans de fâcheux effets : heureusement ils n'eurent pas de suites. Tout le monde ne lit pas Rousseau, et beaucoup de gens ne peuvent pénétrer la profondeur de ses pensées pour en faire une juste application. Les lumières jetées sur l'enfance par ce grand homme ne se répandirent donc que partiellement et seulement dans les classes instruites de la société, à Paris plus particulièrement ; mais dans la majeure partie des familles, dans les provinces et à la campagne surtout, il n'en a pénétré qu'un faible rayon.

En me déterminant à écrire ce petit traité, fruit de mes observations et de mon expérience sur cet important sujet, je suis bien éloignée de croire que je possède le talent nécessaire pour faire l'ouvrage parfait qu'il faudrait sur la première éducation physique et morale de l'homme, et je sais que lorsqu'il le serait, il ne pourrait amener les immenses réformes qui restent encore à faire. Cependant je crois qu'un bon guide pourrait rendre d'éminents services : non pas que les préceptes qu'il contiendrait pussent se répandre par son seul secours ; mais les femmes sensées, éclairées et pénétrées de leurs devoirs, qui s'y conformeraient, en propageraient facilement, par leur exemple, les bons principes et les bonnes méthodes ; et il faudrait qu'elles se persuadassent bien que cet exemple serait un devoir aussi saint à remplir que celui qu'elles accompliraient près de leurs enfants.

Ayant beaucoup observé, souvent réfléchi, et par conséquent acquis une certaine expérience, je puis avoir quelques heureuses idées : mon but principal en les écrivant est de les transmettre à mes enfants. Lorsque j'aurai achevé mon œuvre, je la soumettrai à des personnes plus capables que moi d'en apprécier le mérite; si elles pensent qu'elle peut être de quelque utilité à la société, je la livrerai au public. Alors le désir de rectifier mes erreurs et d'ajouter aux améliorations que j'aurai pu signaler, suggéreront à des personnes plus habiles que moi la pensée de m'imiter : j'aurai donc par cela seul rendu un service à l'humanité, et je m'estimerai heureuse de la part que je me serai faite.

Bien avant d'être mère, je m'occupai plus particulièrement des enfants qu'on ne le fait dans sa jeunesse. J'aimais à m'entourer de ces intéressantes petites créatures; je me plaisais à les observer : j'avais fait une foule de remarques sur les préjugés dont ils sont les victimes dès le jour de leur naissance, et je me promettais bien, si le bonheur d'être mère m'était réservé, de mettre à profit mes observations. Mariée seulement à 24 ans, j'avais donc

quelque expérience lorsque je devins mère.
J'étais à Paris alors ; mais les difficultés que je
rencontrai en moi, malgré les soins d'un savant accoucheur , m'empêchèrent de nourrir
mon enfant : j'eus la douleur de le perdre, et
la multitude d'essais que je fis dans l'espérance
de réussir me causèrent de terribles maux de
sein.

Ma seconde couche fut plus heureuse; je
parvins au comble de mes vœux, je fus mère
et nourrice. Les accidents de ma première
couche m'avaient appris bien des choses, et un
goût naturel pour tout ce qui tient à la médecine, reporté sur les soins maternels, m'aida à
acquérir quelques lumières. J'eus le bonheur,
plus tard, de donner le jour à une fille, et c'est
de ce moment que je formai le projet d'écrire
ce qui va suivre, pour lui éviter les écueils dans
lesquels j'étais tombée, et dont tant d'autres
jeunes femmes ne savent pas se garantir.

Ce petit traité ne sera sans doute pas complet, mais j'ai craint de m'exposer à adopter les erreurs des autres en les consultant ; je crois qu'il vaut mieux y laisser des lacunes que d'avancer des choses douteuses pour moi. On va peut-être m'accuser de prétention, on aura tort ; je ne crois point en avoir, mais je ne me trouve pas placée en ce moment de manière à pouvoir consulter sur certains cas des personnes dans lesquelles j'aurais confiance. Je ne me déciderai jamais à dire ce que mon jugement n'approuverait pas entièrement ; j'aime mieux me taire.

J'ai été assez heureuse dans mes couches pour n'avoir été entourée que de médecins d'un talent remarquable. Nourrie pour ainsi dire par les entretiens de ces hommes éclairés, cette espèce d'instinct pour la médecine, qui me portait à écouter avec avidité tout ce qui s'y rattachait, m'a indiqué ce que je croyais pou-

voir dire et où je devais m'arrêter pour tout
ce qui se rattache à cet art; et l'éducation de
mes enfants, qui a occupé presque entièrement ma vie depuis que je suis mère, m'a fait
naître les réflexions morales qui se rattachent
à mon sujet. Quant aux détails qui se rappor-
tent à l'allaitement, la nourriture, l'habillement, etc., je dis ce que j'ai fait ou vu faire à
d'autres avec succès. On peut facilement arriver à mieux; mais ce que je puis affirmer en
toute conscience, c'est qu'en suivant mes conseils on ne fera rien de fâcheux.

J'ai été mère cinq fois; j'ai éprouvé beaucoup d'accidents, et je me suis trouvée placée
dans des circonstances favorables à mon in-
struction. Voilà les sources où j'ai puisé ce
que je sais.

Un point sur lequel j'espère ne pas trouver
beaucoup de contradicteurs, c'est le puissant
désir que j'ai de donner aux jeunes femmes

l'heureuse ambition de nourrir leurs enfants.
Je suis d'autant plus envieuse de la leur inspirer, que je crois, et je suis convaincue
même, que le bien qu'elles en recueilleront
ne se bornera pas aux chères petites créatures
qu'elles nourriront de leur lait; mais que l'accomplissement de ce devoir influera immensé-
ment sur le bonheur de toute leur existence.
Quel serait l'homme assez insensible pour ne
pas être touché du spectacle d'une mère allai-
tant son enfant?... S'il trouvait encore assez de
dureté dans son cœur pour ne pas conserver
tous les égards que l'exercice de ce saint devoir doit lui inspirer, il ne tomberait certes pas
dans les excès auxquels il aurait pu se porter;
et enfin, sans arrêter la pensée sur ces extrémités rares à rencontrer, si un mari n'était
pas disposé à entourer sa femme de toute la
tendresse et de tous les soins que l'on doit attendre dans l'union conjugale, les grâces

naïves et touchantes de l'innocente créature dont il l'a rendue mère, la tendresse puissante et sans cesse manifestée entre la mère et l'enfant, devraient lui rappeler impérativement qu'il ne remplit pas ses engagements dans toute leur étendue; et si, au contraire, il les remplit, ne trouvera-t-il pas un charme inexprimable, une distraction délicieuse à partager les tendres soins de sa compagne bien-aimée près du fruit de leur amour? Et pour vous, jeunes femmes, les avantages incalculables, les plaisirs infinis que vous retirerez de l'accomplissement de ce vœu de la nature, vous paieront mille fois les douleurs, les fatigues, les privations qu'il pourra vous imposer. Ecoutez : en consacrant votre lait, votre temps, vos soins à vos enfants, vous acquerrez un titre de plus à leur reconnaissance; vous pourrez imprimer en eux des principes qui vous éviteront les difficultés et les chagrins de la correction ; vous leur épargnerez beaucoup de douleurs et de privations, et vous concevrez de plus justes espérances de les conserver. Les grâces et la beauté de votre nourrisson rejailliront sur vous; vous vous parerez d'une nouvelle vertu aux yeux de votre époux, et vous aurez un moyen de plus de fixer sa tendresse par celle que vous développerez, que vous exalterez en lui pour votre élève. Vous prendrez le goût et l'habitude de la vie intérieure, destination naturelle de la femme; et, je vous le promets, le bonheur, les joies positives et toujours renaissantes que vous trouverez dans cette vie vous feront bientôt oublier les plaisirs frivoles que vous goûteriez dans le monde, et vous jouirez de cette satisfaction intérieure, satisfaction inépuisable que l'on sent à remplir ses devoirs; enfin, vous acquerrez un titre de plus à l'estime des hommes et à la protection de Dieu.

AVANT-PROPOS.

L'opinion que je vais développer ici trouvera sans doute un grand nombre de contradicteurs. Il en sera toujours ainsi lorsqu'on attaquera une vieille habitude non raisonnée et quelquefois commode aux personnes qui s'y laissent entraîner, sans s'apercevoir qu'elle peut être préjudiciable à celles qui en subissent les conséquences ; mais je suis persuadée, cependant, que cette opinion sera partagée par bon nombre de personnes sages qui, ayant observé la société, auront cherché à découvrir quelques-unes des causes qui donnent trop souvent naissance à la mauvaise intelligence qui trouble l'intérieur des ménages. La question que je vais agiter ici en est, il me semble, une des causes les plus communes.

Je serais bien heureuse, si je pouvais, par l'exposé de mes raisons, contribuer au bonheur de quelques familles.

Je crois qu'on marie les filles trop jeunes, et qu'on se laisse aller à ce fâcheux usage, poussé par un sot amour-propre, par une sorte de vanité, et souvent tout simplement pour se débarrasser plus tôt de la crainte de ne pouvoir les établir. Les résultats de cet empressement sont souvent très-fâcheux. Je vais essayer de les faire ressortir.

La santé, première condition, condition indispensable du bonheur, n'est pas affermie chez une très-jeune fille : les devoirs d'épouse, ceux de la maternité et du ménage, l'ébranlent souvent presque aussitôt qu'elle est mariée. La raison dans un âge tendre à peine commence à luire, et, loin d'apparaître comme un guide, elle est considérée comme un maître incommode dont on voudrait éviter le joug.

Une jeune fille sortant de l'adolescence et éle-
vée pour le monde est avide des plaisirs qu'il
lui offre; la plupart sont fondés sur le don
qu'elle a de plaire : ils sont innocents ors -
qu'elle est fille, ils cessent de l'être lorsqu'elle
est femme. Le choix de son époux est exclusivement fait par ses parents, dont les inten-
tions, généralement bonnes, ne sont pas
toujours judicieuses et impartiales, mais dirigées plutôt d'après leur convenance que d'a-
près les opinions, les idées, le goût de leur
fille, qui, en effet, étant trop jeune pour être
éclairée par le flambeau de la raison, ne peut
être consultée. Elle se marie sans se douter de
la responsabilité qu'elle embrasse envers son
mari et la société, puisqu'elle n'a ni la raison
ni l'expérience nécessaires pour comprendre
l'importance des devoirs de l'engagement
qu'elle va contracter. Elle n'a pas vu la société
ni pu étudier le caractère des hommes. Elle ne

songe pas à découvrir les goûts, les habitudes de celui auquel elle va s'unir. Elle l'accepte si elle n'éprouve pas de répugnance pour lui, et ne voit trop souvent dans le mariage que ce qu'elle pense être un moyen d'acquérir *de la liberté*. La joie de posséder les objets de toilette qu'on lui donne à cette époque; l'espérance de les voir contribuer aux plaisirs qu'elle se promet d'aller chercher dans le monde, et celui d'être appelée *madame*, voilà des raisons déterminantes pour elle.

Hélas! si elle satisfait ces trompeuses espérances de bonheur, elle s'expose à perdre le repos de sa vie domestique pour toujours; et si elle ne les satisfait pas, comme elle a perdu des jouissances qui appartenaient à son âge et qu'elle aurait pu goûter sans inconvénient étant fille, le désenchantement vient bientôt amener les regrets qui la tourmentent et troublent son repos; ce qui lui était apparu des fleurs lui semble des épines. Il lui naît mille fantaisies qu'elle est obligée de combattre; ses devoirs lui semblent un fardeau qu'elle dépose chaque fois qu'elle en trouve l'occasion, et lors même qu'elle y serait rappelée, elle s'est déjà fait un tort considérable, car son mari aussi a pu contracter des habitudes qui l'éloignent de son intérieur; et n'est-il pas bien plus difficile de l'y ramener qu'il ne l'eût été de l'y retenir? Enfin elle s'est exposée à perdre une partie de l'estime et de l'affection de son époux, puisqu'elle devait les affermir par l'accomplissement des devoirs qu'elle avait contractés envers lui et qu'elle a négligés.

Telle est souvent la fâcheuse marche que suivent les choses, et souvent, bien souvent, à cause de l'âge auquel on marie une fille. Ah! quelle est la très-jeune femme qui ne regarde pas fréquemment d'un œil d'envie la sorte d'insouciance heureuse et de liberté de ses anciennes compagnes? car, toute heureuse qu'elle peut être, elle regrette encore ses innocentes joies de jeunes filles.

Si on ne mariait les filles que de 22 à 25 ans, elles auraient joui amplement de tous les plaisirs de *demoiselle*; elles auraient satisfait les petites jouissances d'amour-propre que promettent la beauté et les talents; elles auraient vu le peu de fond qu'on doit faire sur ces hommages attirés par cette fleur de jeunesse et qui cessent aussi vite qu'elle; elles auraient pu apprendre à connaître une partie des vices de la société, en concevoir l'aversion et apercevoir le vide et la frivolité des plaisirs qu'on y prend; enfin elles auraient appris à connaître les hommes et pourraient participer au choix que l'on fait de leur époux. Les goûts et les besoins changent avec l'âge : arrivées à celui que je crois devoir être le terme de la vie de jeune fille, elles embrasseraient avec joie, sans regret, le nouveau genre de vie qui les attendrait dans le ménage ; chaque devoir qui naîtrait de leur condition nouvelle leur apparaîtrait comme un plaisir dépendant d'elle. La maternité s'offrirait alors sous son véritable aspect, le bonheur le plus exquis des femmes ! L'affermissement de leur constitution leur permettrait d'en remplir les devoirs sans altérer leur santé ; l'assiduité qu'elle entraîne ne serait plus une chaîne ; leur désir de plaire se reporterait tout entier sur celui dont elles auraient contribué à faire le choix, car elles y auraient participé avec discernement ; enfin elles deviendraient épouses et mères avec sécurité, sans regrets, et jouiraient avec délices du bonheur attaché à leur nouvel état, qui, bien compris et bien rempli, assurerait la paix de la famille.

D'un autre côté, les jeunes hommes, qui auraient pu mieux les connaître et les apprécier, ne seraient plus portés à faire leur choix sur des motifs frivoles, mais parce qu'ils auraient pu se convaincre qu'elles convenaient aux besoins de leur position et à leurs goûts. La beauté qui reste à une femme de 24 ans est aussi durable que la beauté peut l'être; elles plairaient donc aussi longtemps qu'une femme peut plaire par ses attraits. Enfin l'union qu'ils contracteraient, basée sur des raisons solides, leur offrirait bien plus de chance de paix et de bonheur.

On me dira peut-être qu'il se fait assez souvent des mariages de femmes de cet âge qui ne sont pas plus heureux que les autres. Je ne sais d'abord si cette observation est fondée: je répondrai que cela peut être, mais elles n'étaient pas sans doute dans la loi commune, puisqu'elles n'ont pas suivi l'usage généralement établi, d'être mariées plus tôt; des raisons sans doute s'y étaient opposées: on ne peut donc les prendre pour exemple. On dira aussi qu'on ne marie pas toujours les filles quand on veut, et qu'il faut profiter de l'occasion. Cette difficulté serait levée, si l'usage changeait l'âge ordinaire du mariage. On pourra objecter encore que si une femme doit être heureuse en ménage, elle ne peut y être trop tôt. Je répondrai que si elle doit y être malheureuse, elle ne peut y être trop tard; et, mariée jeune, elle y sera toujours trop tôt, puisqu'elle aura perdu les charmes d'un temps délicieux qui aurait par sa jouissance ajouté au nouveau bonheur qu'elle est appelée à goûter. On objectera peut-être, enfin, que loin de détruire chez les jeunes femmes le goût du monde en les y conduisant filles, on pourrait leur en donner l'habitude et le besoin. Je crois que c'est une erreur; elles se lasseraient des plaisirs qu'elles y goûtent comme *demoiselles*, et leur nouvel état de femme, si bien approprié aux besoins de leur âge, leur ferait fuir et dédaigner ce qui serait si amplement compensé par des occupations entièrement nouvelles et toutes parées d'attraits.

Enfin plus j'examine, et plus je m'affermis dans l'opinion qu'on marie les filles trop tôt. Si les misérables motifs dont j'ai parlé en commençant ces réflexions ne contribuaient plus à faire naître ce désir chez les jeunes personnes, elles n'en seraient pas sitôt tourmentées. La nature semble indiquer un âge tendre pour le mariage; mais nous ne pouvons plus la prendre pour guide aujourd'hui; l'état de société, de civilisation s'y oppose. La majorité des mariages étant ce qu'on appelle des *mariages de convenance*, ils ne sont point conformes aux vœux de la nature. Au surplus, dans l'état actuel de la société, les *mariages de convenance* paraissent les seuls possibles, les seuls raisonnables; ils perdraient une partie de leurs inconvénients si les filles avaient assez d'âge et d'expérience pour être avec raison consultées ; leur inclination, leur goût, pourraient entrer dans la balance.

Cette réforme a eu lieu pour les hommes. Jusqu'à la fin du siècle dernier, on les mariait en sortant pour ainsi dire du collége. La part qu'ils ont prise dans les affaires publiques, les chances des guerres où ils étaient forcés de s'exposer, leur ont fait apercevoir qu'ils devaient prendre une certaine consistance dans le monde avant d'en accepter l'une des plus plus grandes responsabilités. On tombe peut-être aujourd'hui dans l'excès contraire. Le temps et la raison rétabliront l'équilibre.

CONSEILS

AUX JEUNES FEMMES

SUR

LEUR CONDITION ET LEURS DEVOIRS DE MÈRES.

PREMIÈRE PARTIE.

CHAPITRE PREMIER.

DE LA MÈRE.

Réflexions préliminaires.

Jeunes femmes, c'est à vous que je m'a-
dresse, à vous qui allez devenir mères souvent
sans avoir songé à tous les nouveaux devoirs
qu'allait vous imposer le plus doux, le plus
intarissable bonheur des femmes. Combien
je serais heureuse si ma longue expérience,

appuyée de l'observation et d'un goût prononcé pour tout ce qui concerne les enfants, pouvait vous alléger une partie des douleurs et des fatigues que vous aurez à supporter, vous aplanir des difficultés et faciliter les obligations que je veux vous appeler à remplir près d'eux! les enfants! source de nos joies les plus pures, consolations dans nos chagrins, encouragements dans nos revers, soutiens dans notre vieillesse, source enfin de notre bonheur le plus positif. Ah! si quelques mères ont à verser des larmes arrachées par les égarements ou l'affreuse perte de leurs enfants, écartons nos yeux de ce triste spectacle au moment où vous devez voir cet avenir tout paré de jouissances, et réunissons tous nos soins, tout notre savoir pour éviter de pareils malheurs!... Songez aussi que c'est à vous qu'il appartient de répandre par l'exemple les améliorations que réclame l'éducation physique et morale de l'homme, et qu'en le donnant, cet exemple, vous contribuerez puissamment à son bonheur. Pénétrez-vous bien de cette belle pensée, et plus vous serez en évidence, plus le devoir d'éclairer les autres sera imposant ; car l'exemple est le plus sûr moyen, le seul même de propager les choses bonnes et utiles dans les classes privées de lumières.

Les premiers soins forment la constitution ; les premières impressions sont les plus fortes et les plus durables ; c'est donc en quelque sorte au berceau que se forment le cœur et le corps de l'homme. N'écartons donc jamais nos enfants de nous ; réunissons tous nos efforts pour que notre tendresse et nos soins développent en eux tout ce que Dieu y a placé de bon, et modifient ce qui pourrait y exister de mal. Qu'une fermeté juste et raisonnée, que des soins assidus et bien dirigés fortifient leur âme et leur corps, fassent éclore les sentiments de leur cœur. Qu'ils apprennent, dès que la volonté apparaît, première marque de l'intelligence humaine, que, destinés à vivre dans la société, froissés continuellement par ses exigences et ses droits, l'homme doit trouver dans sa propre force, dans sa seule vertu, le courage de supporter ce froissement, et les ressources qui doivent le maintenir dans la place qui lui appartient.

Nourrissez vos enfants, jeunes femmes, ou vous perdrez les plus douces jouissances de la maternité ; mais soyez assez sages pour les nourrir avec discernement, et c'est alors que vous pourrez presque toutes le faire. Que la crainte de manquer de lait ne vous arrête pas ; tant de moyens simples et bons vous sont offerts pour y subvenir ! Oui, je le crois, à moins qu'une femme ne porte en elle les principes d'une maladie mortelle ou ceux d'une maladie qui pourrait nuire à son enfant, ou qu'elle en soit empêchée par une exception imprévue, elle peut toujours remplir ce saint devoir avec plus et autant de succès qu'une nourrice étrangère ; car, si la nature ne vous a pas donné toute cette force physique en apparence nécessaire, ou si plutôt la civilisation vous l'a ravie, elle sera grandement compensée par mille soins minutieux qui, sagement dirigés, vaudront bien les quelques gouttes de lait de plus que donnerait un sein mercenaire ; et rien ne peut remplacer ces premiers principes d'éducation morale qu'une mère seule. sait inculquer.

La plupart des femmes qui ne peuvent pas nourrir en sont empêchées par l'ignorance où elles sont de toutes les ressources que leur offriraient l'étude et l'expérience des moyens qui suppléeraient à ce que la nature leur a refusé, et quelquefois aussi faute du courage nécessaire pour supporter les douleurs atta-chées trop souvent à l'allaitement, ou les em-barras et la fatigue qu'il cause. Si elles savaient de combien de douleurs et de peines paie le sourire d'un enfant qui quitte le sein de sa mère pour lui donner cette première marque de tendresse et de reconnaissance, elles bra-veraient tout pour ne pas abandonner cette douce récompense à une étrangère ! Oh ! jeunes femmes ! confieriez-vous à cette étrangère vos bijoux, votre fortune, avec autant de légèreté que vous lui confiez votre enfant ? Et pourtant, quel est votre plus précieux trésor ? consultez votre cœur, il vous répondra. Certes, les dan-gers que courent trop souvent vos enfants chez une nourrice sont plus grands, plus incessants que ceux que courrait votre fortune. Je n'ose pas vous faire le tableau de tous les préjugés, de toutes les souffrances auxquels ils y sont exposés, à quoi il faudrait ajouter les tristes conséquences qui peuvent résulter des défauts de cette première éducation, vous frémiriez; et je crois qu'il n'est pas nécessaire d'exciter de si violentes émotions chez vous pour vous déterminer à remplir un devoir auquel votre cœur vous appelle, qui vous promet tant de joies présentes et futures, parmi lesquelles il ne faut pas oublier les souvenirs charmants que laissera dans votre âme ce temps tout rempli d'une multitude de petits détails délicieux, dont le prix ne peut être senti que par une mère qui a allaité son enfant. Ces souvenirs imprimeront dans le cœur de votre enfant et dans le vôtre un attachement bien plus profond, plus intime, et vous donneront un titre de plus à sa reconnaissance; car s'il ne vous était pas facultatif de lui donner le jour, il vous l'était de lui donner cette seconde vie sans laquelle la première s'anéantirait.

Je commencerai à vous aider de mes conseils quelques mois avant la délivrance, et vous conduirai jusqu'au moment où vous cesserez d'allaiter votre précieux élève. Je chercherai à vous éclairer sur son éducation morale : elle commence pour moi au berceau, et doit précéder de beaucoup celle qui doit orner son esprit. Ce petit ouvrage formera deux parties, dont l'une comprendra la fin de la grossesse et la délivrance de la mère, et l'autre tout ce qui se rapporte à l'enfant. Je serai forcée de mêler souvent des choses qui traiteront de l'enfant parmi celles qui auront rapport à la mère ; ces deux parties sont si intimement liées lorsqu'une mère nourrit, qu'il est presque impossible de les séparer entièrement. Je ferai tous mes efforts pour n'être pas confuse. La tâche que j'entreprends est difficile, et, en bien des points, au dessus de mes forces ; mais j'ai trouvé parmi la plupart des femmes tant d'ignorance et de préjugés, que je pense que le peu de lumières que je pourrai répandre sera toujours un bienfait.

CHAPITRE II.

DES DERNIERS MOIS DE LA GROSSESSE.

Conduite et soins pendant les derniers mois de la grossesse.
— Des bains comme préparation à la délivrance.

Une femme arrivée à mi-terme doit faire tous ses efforts pour renoncer à de certaines précautions souvent nécessaires dans les premiers mois de sa grossesse : elle doit faire autant d'exercice que sa force et sa situation le lui permettront ; elle devra éviter toute gêne dans ses vêtements, sans pourtant s'abandonner à la négligence ; quitter les corsets à busc et en prendre de fort courts avec des élastiques sur le devant. Il est beaucoup plus facile de s'habiller avec ces corsets qui ne gênent pas, que si l'on cessait d'en porter ; on peut conserver plus de tenue, ce qu'une femme ne doit jamais négliger. Elle doit éviter les émotions vives ; les foules, le spectacle et le bal sont les lieux qu'elle doit le moins fréquenter.

Si elle y va, elle n'a qu'à observer l'état du petit être que renferme son sein : il est dans une continuelle agitation, ce qui manifeste assez le malaise qu'il éprouve. Les lourds fardeaux peuvent la blesser, et l'exercice du cheval est dangereux dans toute la durée de la grossesse. Les bains sont une excellente préparation à une heureuse délivrance; elle fera donc bien d'en prendre souvent arrivée à mi-terme, à moins qu'elle ne soit incommodée par le sang ou par trop replète. A cette époque, il faut commencer à s'occuper sérieusement de la layette; quelquefois une couche devance son terme, et il ne faut pas être prise au dépourvu. Il convient aussi de prévoir ce qu'il sera nécessaire de changer et d'ajouter à la garde-robe de la mère pour l'allaitement. Une jeune femme trouvera dans ces détails un plaisir infini.

A mesure que l'époque de la couche approche, il convient de faire plus d'exercice encore et d'employer plus fréquemment les bains. Ce régime cependant peut ne pas convenir à toutes les femmes; celles qui font exception ne sont pas dans un état de santé ordinaire : elles doivent consulter un médecin et suivre ses prescriptions. Je sais qu'en général on croit que les bains sont contraires aux femmes enceintes et aux nourrices, et que l'exercice peut les fatiguer : ce sont des erreurs dont il faut s'affranchir.

Hygiène.

Une femme enceinte a quelquefois beaucoup d'appétit; d'autres fois, au contraire, elle n'en a pas du tout, et ne songe à manger que des choses qui l'excitent. Dans le premier cas, elle doit s'observer beaucoup et ne pas s'abandonner à un besoin souvent plutôt imaginaire que réel, et éviter avec le plus grand soin les indigestions, dont les suites et les commotions peuvent être fatales à son enfant comme à elle. Dans le second cas, elle fera sagement de ne point chercher à forcer son appétit ni à l'exciter, et de choisir dans les mets qui lui plaisent, ou qui ne lui font pas de mal, ceux qui sont le moins assaisonnés et le plus nourrissants. Si elle a ce qu'on nomme vulgairement *des envies*, qui sont souvent des fantaisies très-réprimables, plutôt que des envies invincibles, elle doit chercher à les réprimer, sans néanmoins y mettre une obstination absolue.

Choix de l'accoucheur ou de la sage-femme.

Une femme grosse doit faire à l'avance le choix de son accoucheur ou de sa sage-femme, et les voir quelquefois avant ses couches. A moins qu'elle n'ait à sa disposition une sage-femme d'un mérite reconnu, je préférerais un accoucheur : généralement ils ont plus de savoir, et gardent au milieu de cette crise de la nature un calme que pourrait ne pas conserver une femme ; puis un accoucheur est aussi médecin, et peut prévoir des accidents qui réclament les soins de son art. Ils sont aussi plus exempts de préjugés.

CHAPITRE III.

DE L'ACCOUCHEMENT ET DE SES SUITES.

De l'impression causée par la couche.

La manière dont se passe une couche, lorsque l'accoucheur qui y préside sait bien ce qu'il a à faire, ne doit point effaroucher la pudeur d'une jeune femme si les choses suivent leur cours naturel; dans le cas contraire, le danger de la situation, la nécessité et l'espérance des secours, font bien oublier que c'est d'un homme qu'on les attend : on se trouve très-heureuse alors de profiter de son savoir.

C'est à tort qu'une jeune femme s'effraie de sa délivrance; ce moment est pénible, douloureux, mais c'est une crise naturelle : presque toutes la subissent sans accident. Quelques heures de souffrances sont bientôt passées, et, malgré leur violence, elles cessent au moment même où l'enfant reçoit le jour, et s'oublient avec une facilité qui paraîtrait incroyable, si tel n'était pas le vœu de la nature. Qu'une jeune femme songe qu'en devenant mère elle acquiert un titre de plus à la tendresse de son époux, un droit à la considération des hommes, rend un service à sa patrie, et se prépare une source intarissable de jouissances qui lui sont inconnues.

Le premier cri d'un enfant produit sur sa mère, comme la première fois qu'elle le sent remuer dans son sein, une impression qui peut être sentie, mais non rendue; elle est délicieuse! l'existence qu'elle vient de donner ouvre devant elle tout un avenir.

Dispositions du lit.

Lorsqu'une femme sent les avant-coureurs de la délivrance, elle doit faire préparer à l'instant tout ce qui est nécessaire pour elle et pour son enfant. On doit disposer son lit avec un soin particulier, parce qu'elle y restera plusieurs jours sans qu'on puisse le faire, et l'arranger d'une manière convenable à la recevoir après qu'elle est accouchée, pour éviter de tacher le coucher. Voici les précautions à prendre :

On plie un drap en six par la lisière; on le pose en travers du matelas, un peu plus du côté de la tête que de celui des pieds; on le borde sous le matelas avec soin; on pose le drap qui sert à faire le lit en le tendant bien; on place ensuite un autre drap plié en quatre, par la lisière aussi, en travers du lit, sous le traversin, en l'étendant vers les pieds; on le borde; on achève le lit comme on avait habitude de le faire : cependant il sera convenable de couvrir les pieds un peu plus qu'à l'ordinaire. Ce lit est destiné à recevoir l'accouchée seulement après la délivrance; il faudra en préparer un autre sur lequel celle-ci aura lieu.

Le plus convenable pour cet usage est un lit de sangle. On le place de manière à ce que la tête soit appuyée contre le mur, et qu'on puisse circuler autour; il doit être préparé comme celui dont je viens de faire la description, et garni d'un drap de plus. La couverture et le drap de dessus ne doivent pas border aux pieds, mais seulement arriver aux pieds du lit, et il convient d'élever le côté de la tête par-dessous le matelas. L'accoucheur modifiera cette disposition, s'il le juge à propos.

L'usage barbare d'accoucher à genoux, quoique presque généralement adopté dans les campagnes, est si monstrueux, que je me suis abstenue d'en parler.

Divers soins et arrangements préliminaires à l'accouchement.

Il faut qu'il y ait du feu dans la chambre de l'accouchée, et si la chaleur de la saison s'y oppose, on en fera dans une chambre voisine, afin d'avoir de l'eau chaude et de pouvoir faire chauffer du linge ; il est à peu près indispensable de se mettre devant le feu pour habiller le nouveau-né.

On devra se prémunir de graine de lin pour faire du mucilage, si l'accoucheur en demande ; du beurre frais non salé, et préparer le linge nécessaire pour changer l'accouchée, tel que chemise, camisole, mouchoir de cou, serviettes. On aura de l'eau froide et une bassinoire.

La pauvre patiente devra se déshabiller et se vêtir de manière à pouvoir ôter promptement ce qu'elle aura sur elle. Pendant le cours des douleurs, elle doit conserver quelques vêtements et des bas; et si la saison est froide, elle fera bien de mettre des chaussettes ou des bas de laine par-dessus ses bas. Le froid aux pieds est quelquefois insupportable en couche, et dangereux.

Arrangement des cheveux.

Comme on doit rester plusieurs jours sans se peigner, on devra arranger ses cheveux de façon à ce qu'ils se mêlent le moins possible, et pour cela les natter et les placer sur la tête de manière à ce qu'ils ne gênent pas lorsqu'on est couchée.

Vêtements de nuit pendant l'accouchement.

Une femme qui nourrit devra ajouter à sa toilette de nuit de grands mouchoirs en grosse mousseline double, pour mettre sous sa camisole, et une grosse camisole ouatée, dont je vais donner la description.

Une nourrice assise sur son séant, dans son lit, pour donner à téter ou soigner son enfant, est souvent embarrassée de se couvrir dans la saison froide. Elle met ordinairement un châle qui tombe sans cesse, couvre mal et est fort gênant. J'avais fait, pour y suppléer, une sorte de vêtement qui n'était pas joli, mais parfaitement commode : c'était une camisole longue et ample sans être néanmoins froncée sur les épaules; elle descendait jusqu'au bas des reins, et était ouatée dans son entier; les emmanchures étaient fort larges. Elle était en guingan de couleur, doublée de grosse mousseline. Je l'avais faite ainsi pour qu'elle fût moins salissante, parce que la ouate perd une grande partie de sa chaleur au lavage. Ce vêtement, que je plaçais le soir sur le pied de mon lit pour l'avoir à ma portée, a l'avantage de se mettre et de s'ôter avec la plus grande facilité, d'être fort léger et de couvrir en même temps la mère et l'enfant pendant qu'il tète. J'engage beaucoup les jeunes femmes à se munir de cet excellent meuble.

Disposition du corset et des robes pendant l'allaitement.

J'avais aussi trouvé un moyen fort commode de disposer mon corset pour donner à téter. Beaucoup de femmes cessent d'en porter lorsqu'elles nourrissent ; je crois qu'elles ont tort : une femme doit toujours conserver une bonne tenue. Les unes retirent leur busc, qui est fort difficile à remettre ; d'autres ont un gousset du corset fendu au milieu et lacé ; mais il est encore long de le défaire et de le relacer. J'avais décousu le gousset qui se trouve près du busc et mis trois agrafes avec leurs portes : cela s'attache et se détache avec la plus grande facilité.

Pour pouvoir, sans me déshabiller, me servir de mes robes ordinaires, qui ouvraient derrière, j'y avais mis une double ceinture sur le devant : cette seconde ceinture tenait seulement le devant de la taille, et, selon la forme de la robe, je la fendais au milieu ou la décousais sous le bras. Je pouvais donc donner à téter sans me déshabiller et sans déranger le reste de ma toilette.

Les robes les plus convenables pour une nourrice sont celles croisées et froncées si elles sont décolletées, ou les redingotes, mais toujours à double ceinture.

Il me semble que voilà à peu près toutes les dispositions à faire pour la maman dans une couche ordinaire et pour le temps de l'allaitement ; voyons à présent à quoi il faudra songer pour l'enfant au moment de sa naissance.

Du berceau.

Son petit berceau doit être prêt à le recevoir ; j'indiquerai plus tard comment il faut le préparer. Je dois ici recommander de ne pas le surcharger de couvertures, comme on le fait ordinairement. On doit proportionner les couvertures à la température de la saison, mais ne jamais enfouir, comme je l'ai vu faire si souvent, ces pauvres petits sous une montagne de laine et de coton, où ils peuvent à peine respirer ; et lorsque j'en faisais l'observation, on me répondait : Mais il est encore loin d'avoir aussi chaud que dans le sein de sa mère! Oui, mais il n'était pas destiné à y rester, et il n'y respirait pas; et la respiration produit un développement de chaleur considérable; elle en est la source principale. Cependant, dans les premiers mois, un enfant a besoin d'être tenu assez chaudement, et il ne faut pas tomber dans un excès opposé; il est même bon, s'il est délicat, que la maman le place dans son lit pendant les premiers jours; comme il ne peut bouger, il a besoin qu'on lui conserve sa chaleur. Je donnerai, quand je parlerai de la confection du berceau, des proportions convenables selon la saison.

Préparation de ce qui est nécessaire à l'enfant au moment de sa naissance.

Il faudra préparer une bande de lingè blanc propre et doux, de la longueur de 50 centimètres environ, que l'on doublera dans sa longueur; une petite compresse pliée en quatre, un morceau de linge de 15 centimètres carrés et une aiguillée composée de plusieurs fils réunis ensemble et cirés: ce sont les premières choses nécessaires au nouveau-né; ceci est pour bander et entourer son nombril. On prépare une brassière, c'est-à-dire qu'on en-filera les manches de la chemise et des bras-sières les unes dans les autres avec soin, de façon à ce qu'elles puissent se mettre d'un seul coup. Il sera bon de conserver cette ha-bitude tant que l'enfant sera très-petit; il est fort difficile de l'habiller, souvent on y met beaucoup de temps. Il faut également arranger les uns avec les autres la couche et les langes qui servent à l'emmaillotter, et faufiler en-semble sur le devant les bonnets et les petits calots qui doivent lui couvrir la tête; sans cela il sera difficile et long de le coiffer.

On aura un peu de vin rouge pour mêler à l'eau avec laquelle on doit laver l'enfant après sa naissance. Cette précaution n'est pas indispensable, mais je la crois bonne; le vin étant légèrement astringent, resserre un peu les pores et prépare la peau à recevoir l'action de l'air. Ici se borne tout ce qui est nécessaire pour recevoir cette débile créature qu'on ose à peine toucher, et cependant destinée à gou-verner le monde.

De la couche.

Il ne m'appartiendrait pas de parler de la délivrance de la femme, car on doit s'en remettre entièrement aux soins de la sage-femme ou du médecin auquel on s'est confié; pourtant il pourrait se faire qu'un retard survenu dans leur arrivée, surtout quand on habite la campagne, ou la hâte de la couche, plaçât les personnes qui entourent l'accouchée dans la nécessité de les remplacer en tout ou en partie dans leurs fonctions : je me suis trouvée dans cette position, et j'ai été bien heureuse par mon peu de savoir d'être utile à la femme près de laquelle j'étais. Voici donc, je crois, comment il faudrait se comporter dans une semblable circonstance :

Conduite de la mère et de ceux qui la soignent pendant l'accouchement. — Couper le cordon.

Tant qu'une femme en mal d'enfant ne ressent pas, ou que faiblement , les douleurs que cause l'expulsion de l'enfant du sein de

la mère, ce qu'une femme, même à sa première couche, peut juger par la nature des
douleurs qui ne peut être douteuse, elle doit
marcher lentement, s'asseoir par moments,
s'étendre sur un canapé ou sur un lit; mais il
n'est pas nécessaire qu'elle se place sur le lit
destiné à sa délivrance. Lorsque les douleurs
prennent le caractère bien marqué dont j'ai
parlé, et qu'elles se rapprochent, elle doit s'y
placer. La personne qui l'assiste n'aura à lui
prodiguer que des encouragements, lui donner
à boire si elle en sent la necessité, et lui réchauffer les pieds, si elle se plaint du froid.

Aussitôt que la tête de l'enfant se présente
et est prête à sortir, il faut mettre la main
pour la contenir doucement, en passant le
bras par le pied du lit, de manière que sa
sortie ne soit pas trop brusque, ce qui occa-
sionnerait des dommages à la mère. Pour
cela, on pose les cinq doigts réunis et allongés
à l'endroit où la tête se présente, et à mesure
qu'on la sent avancer, on les écarte peu à peu
de manière à la saisir dans tout son entier, en
la retenant doucement si elle se précipitait

avec trop de violence. Il faut bien se garder, si la couche est lente, d'essayer de la hâter en tirant la tête; on pourrait causer des accidents : nous devons toujours laisser faire la nature quand nous ne possédons pas l'art de la seconder. Une fois la tête sortie, il faut la tourner un peu de manière que l'enfant puisse respirer; car il naît toujours, quand l'ordre naturel n'est pas interverti, le nez en bas, et, par conséquent, posé sur la couche. L'abondance d'eau qui sort quelquefois avec l'enfant pourrait former, si elle ne s'imbibait pas promptement, une espèce de bain qui priverait l'enfant de respiration pendant quelques minutes, et ce ne serait pas sans danger. La tête retournée, on continue de la soutenir, et on attend avec patience que le travail s'achève, ce qui se fait ordinairement assez promptement. L'enfant né se trouve entre les jambes de la mère; on achève de le retourner sur le dos, puis il faut s'occuper de le séparer d'elle; il tient encore par le cordon. On prend le cordon de la main gauche, et on le lie bien avec l'aiguillée de fil dont j'ai parlé, à 8 ou 9 centimètres de l'enfant environ, en tournant plusieurs fois le fil autour du cordon avant de faire le nœud et en serrant assez fort. Ceci fait, on coupe le cordon avec des ciseaux à 8 centimètres au dessus de la ligature, et on enlève l'enfant.

Engorgement de sang chez l'enfant.

Avant de lier le cordon, il faut examiner l'enfant : s'il avait le visage violet et qu'il ne criât pas, qu'il parût suffoqué, on pourrait couper le cordon avant de le lier, et le laisser saigner un instant pour dégager l'enfant d'une surabondance de sang qui se serait porté à sa tête ; mais il ne faut employer ce moyen que si les caractères qui le réclament étaient très-marqués, et seulement après avoir débarrassé la bouche et les narines des mucosités qui pourraient les obstruer et empêcher la respiration de s'établir : quelques mouvements respiratoires dissipent souvent ces symptômes.

Manière de prendre l'enfant sur le lit de sa mère. — Sortie du placenta.

Quoique je ne veuille pas m'occuper de

l'enfant avant d'avoir achevé de dire ce qui reste à faire près de la mère, il est bon d'indiquer ici la manière dont on doit le prendre sur la couche pour ne pas s'exposer à le laisser tomber , accident affreux et assez fréquent causé par la matière visqueuse (gluante) dont la prévoyante nature l'a couvert afin de faciliter sa sortie. Il faut le saisir d'une main par la nuque, de façon à ce que le dessous de la tête se trouve dans le creux de la main et les doigts sous les épaules ; passer l'autre main sous les petites fesses, en ayant le soin *de mettre le pouce entre les jambes*, l'enlever et le déposer dans un tablier attaché avec soin devant la personne destinée à le recevoir.

Revenons à la mère, dont les douleurs ont cessé, mais chez laquelle il y a encore un travail à faire.

Elle doit rester immobile sur son lit, ne pas parler, ne s'occuper de rien : le repos est absolument nécessaire après cette terrible crise. Il faut s'assurer qu'elle a chaud aux pieds. La personne qui doit s'occuper d'elle ne s'éloignera pas, et lorsque des douleurs de la même nature que celles qui ont accompagné l'expulsion de l'enfant se manifesteront, elle prendra le cordon, le tendra sans faire le moindre effort pour le tirer, et pourra, de l'autre main, exercer une légère pression sur le bas-ventre au moyen d'un frottement. Ces nouvelles douleurs annoncent l'expulsion du placenta ou *délivre*. A mesure que cette sortie s'effectuera, on tendra doucement le cordon en le tirant d'un côté opposé à celui par lequel il cède : aussitôt que l'accouchée est délivrée, il faut enlever le placenta et s'en débarrasser. Un instant après, on pourra passer sous l'accouchée, avec beaucoup de précaution, du linge chaud, puis la laisser en repos : s'assurer seulement qu'elle n'éprouve pas une perte, ce qu'il est assez difficile de juger; car, au premier moment, le sang s'écoule toujours avec assez d'abondance; mais ce qui doit rassurer, c'est lorsque la main, par la pression sur le bas-ventre, sent un corps rond et dur, et que l'accouchée ne pâlit pas, ne perd pas ses forces, et que l'écoulement cesse assez vite. Dans le cas contraire, il faudrait de nouveau, et au plus vite, appeler un médecin dont les soins sont indispensables en cette circonstance, et, en attendant son arrivée, abaisser la tête du lit, découvrir les pieds au lieu de les réchauffer, et observer un repos absolu; on pourrait aussi appliquer sur le bas-ventre une serviette pliée toute froide, l'imbiber même d'eau froide vinaigrée, et poser la main dessus en exerçant une légère pression.

S'il ne survient point d'accident, il ne faut rien faire à la petite maman; on se bornera à lui donner à boire, si elle en sent le besoin : la boisson sera tiède; il faut bien se garder de la lui donner froide, elle serait dangereuse. On doit éviter les sirops, tels que l'orgeat, le sirop de groseille ou de vinaigre; l'eau sucrée, ou la tisane d'orge et de chiendent, une infusion de tilleul, ou de l'eau de poulet, sont les boissons les plus convenables.

Le sommeil vient souvent assaillir une femme aussitôt qu'elle est accouchée; il ne faut pas qu'elle s'y livre de suite, surtout dans la crainte que ce calme apparent n'empêche de reconnaître une perte; il vaut mieux qu'elle attende d'avoir changé de lit; ce qui pourra avoir lieu au bout d'une heure, s'il n'est pas survenu d'accident.

Changement de linge.

Avant de la mettre au lit, si elle n'est pas trop fatiguée, abattue, on pourra la changer de linge en la remuant le moins possible, et le lui donner bien chaud. Il faudra passer la chemise blanche par-dessus sa tête et tirer l'autre par les pieds, et ne pas négliger de mettre sous la camisole le grand mouchoir de mousseline double dont j'ai parlé; car il faut songer déjà à éviter les maux de seins si fréquents : la chaleur est un des meilleurs préservatifs. Il est bon aussi de faire la toilette de l'accouchée en employant de l'eau chaude mêlée de vin.

Changement de lit.

Pour effectuer la translation, on approchera le lit de sangle sur lequel est l'accouchée, tout à côté de celui où elle doit être placée. Si elle est faible ou délicate, il faudra que deux personnes la prennent, l'une par-dessous les aisselles, l'autre par les jambes, et la portent sur son lit, qu'on aura eu le soin de bien chauffer ; si elle ne se sent pas trop fatiguée, elle pourra s'y glisser elle-même avec un peu d'aide ; mais elle doit éviter le moindre effort, ne pas marcher, ni se mettre debout. Lorsqu'elle sera dans son lit, on lui donnera une serviette chaude pliée en quatre en carré, qu'on glissera sous elle de façon à ce qu'elle puisse relever l'un des coins entre ses cuisses ; on changera de serviette toutes les fois qu'il sera nécessaire. Ainsi, bien proprement et bien commodément rangée, la jeune maman pourra se livrer au sommeil, qui lui fera un bien infini. Si elle éprouvait de l'agitation, elle prendrait un peu d'eau de fleur d'oranger avec du sucre ou une infusion de tilleul.

Des coliques.

Quelquefois la couche est suivie de coliques; une serviette chaude ou un léger frottement sur le bas-ventre peuvent les adoucir, mais le temps seul les dissipera.

Proscrire les visites. — Faire uriner l'accouchée.

Notre petite maman a besoin de repos, et on ne laisse guère le loisir d'en goûter aux femmes en couches : on les accable de visites, de questions, de félicitations, qui, très-agréables pour les personnes qui les font, sont très-fatigantes et même souvent préjudiciables à celle qui les reçoit. J'engage fortement à ne pas suivre cet usage, à écarter d'elle jusqu'après la fièvre de lait tout ce qui peut lui causer de l'émotion, de l'agitation, de la fatigue, et à ne laisser près d'elle que les personnes qui doivent la soigner. Je le répète, elle a besoin de repos, et il sera bien assez troublé par le petit marmot, qui va bientôt lui demander la nourriture nécessaire pour conserver le précieux don qu'elle vient de lui faire.

On continuera les boissons dont j'ai parlé, et si elle avait besoin d'aliments, on pourra donner un peu de bouillon et même de soupe ;

mais il faut être fort avare de nourriture avant que la fièvre de lait, qui va bientôt survenir, soit passée ; il serait à craindre de l'augmenter beaucoup en satisfaisant son appétit : il vaut mieux souffrir un peu la faim que de courir le risque de faire naître ou d'aggraver des accidents pendant cette crise. Il est essentiel aussi d'engager l'accouchée à uriner si le travail a été long ; la vessie n'ayant pu se vider, se remplit excessivement et ne peut plus se contracter pour chasser l'urine ; le besoin même ne s'en fait pas sentir.

Conduite à tenir si l'accouchement est difficile.

Si l'accouchement ne paraissait pas devoir suivre le cours naturel, on ne doit rien tenter pour l'effectuer ; il faut absolument attendre les secours de l'art, qui auront bien le temps d'arriver, à moins de circonstances extraordinaires et exceptionnelles, contre lesquelles on ne peut rien prévoir. Une couche difficile est toujours fort lente, et il y a mille fois moins d'inconvénients à laisser souffrir la patiente et à attendre l'accoucheur, qu'à vouloir le remplacer ; on s'exposerait aux plus graves accidents. Dans ce cas, on devra s'en rapporter à l'instinct de l'accouchée qui la porterait à marcher, à s'asseoir, à se coucher, et éviter les mouvements violents ; l'engager à modérer ses cris, qui l'épuiseraient ; si elle était très-altérée, lui donner quelques boissons calmantes, comme de l'infusion de tilleul ou de feuilles d'oranger, de l'eau sucrée avec de l'eau de fleurs d'oranger, mais en très-petite quantité. Si le travail était très-long et qu'elle se sentît le besoin d'aliments, il faudrait lui en donner un peu ; il ne faut pas qu'elle perde ses forces : du vin sucré même, pris à petite dose, serait convenable. Puis il faut soutenir son courage, la consoler, l'entourer d'affection, lui donner de l'espérance en écartant, le plus possible, la crainte ou la prévoyance du danger ; lui parler de l'enfant auquel elle va donner le jour, qui lui sera d'autant plus précieux qu'il lui coûtera plus cher, et mettre tout en œuvre pour se procurer le plus tôt possible les seuls secours qui peuvent être efficaces en cette circonstance , ceux d'un accoucheur.

Heureusement, il est fort rare que les couches ne suivent pas l'ordre naturel dans un peu plus ou un peu moins de temps, avec un peu plus ou un peu moins de douleurs; et si l'on entend parler de cruels accidents, c'est que l'esprit des hommes est fait de manière à mettre un empressement extrême à répandre les tristes et fatales nouvelles qui excitent leur curiosité ou leur intérêt. Mais si nous voulions comparer le petit nombre d'accidents à l'énorme population qui couvre la terre, nous verrions l'immense quantité de chances heureuses que nous avons contre une fâcheuse, et nous en tirerions les plus douces espérances. Ne vous effrayez donc pas, jeunes femmes! vous deviendrez mères sans accidents, et vous oublierez ces violentes douleurs, comme je vous l'ai déjà dit, presque aussitôt qu'elles seront passées. La nature prévoyante a voulu jeter un voile sur des souvenirs qui eussent inquiété dans un nouvel état de grossesse ; vous serez moins effrayées à l'approche de vos couches suivantes que vous ne l'aurez été à celle de votre premier enfant, quoique vous en connaissiez les souffrances.

Dans les cas les plus ordinaires, on a un accoucheur ou une sage-femme ; on doit se laisser entièrement diriger par eux, et à l'égard de certains détails qui ne touchent pas absolument à leur ministère, il faut les leur faire connaître pour s'entendre avec eux , parce qu'ils pourraient y apporter quelques changements appropriés au tempérament de la mère ou de l'enfant confiés à leurs soins ; et d'ailleurs je suis bien loin de penser que mes conseils valent mieux que les leurs.

Voici des détails bien longs et bien circonstanciés ; les personnes qui les liront sans avoir à en faire l'application pourront les trouver fastidieux ; je crois qu'il en sera autrement de celles qui auront besoin d'y avoir recours. Lorsqu'on est arrivé au moment où le danger d'être mère dispose à l'effroi , au trouble et au désordre, que l'on ignore absolument ce qu'on a à faire, ou, ce qui est pis encore, qu'on est entouré de conseils entachés de préjugés et d'ignorance, on est bien heureux de trouver dans un guide l'explication des moindres choses. Je dois aussi recommander aux personnes ainsi placées de réunir tous leurs efforts pour conserver leur sang-froid, de ne rien faire avec précipitation, de savoir attendre, de *se hâter lentement*, et surtout de cacher avec soin les émotions vives ou la peur qu'elles pourraient éprouver; car, je ne puis trop le répéter, pour une femme en couche les fortes émotions sont fort à redouter.

Réflexions.

Avant d'entrer dans mon principal sujet, qui repose sur l'enfant, je vais continuer de parler des soins et des précautions à prendre à la suite de la couche, et des maux de seins qui l'accompagnent trop souvent ; je ne m'étendrai point sur les cas exceptionnels, qui sont tout-à-fait du ressort de la médecine : je sais combien il est dangereux d'indiquer des remèdes pour des maux dont la nature offre l'ombre d'un doute ; c'est là précisément ce qui rend tous les livres de médecine dangereux. Ce qu'il y a de plus difficile en médecine n'est pas d'appliquer le remède, mais de juger le mal; lorsqu'on est ignorant, on prend un symptôme pour un autre, ou on ne les aperçoit pas tous; on en tire des conséquences, on applique le remède indiqué dans le livre, et on expose les jours de ceux livrés à cette bévue : ce n'est donc que dans les cas où il est impossible de se méprendre ou qui ne sont pas graves, qu'on peut s'en rapporter à son propre jugement. Une couche n'est point une maladie; c'est un état naturel. Il est des soins généraux qu'on peut indiquer sans dangers, et qui conviennent à peu près dans tous les cas; ils se réduiraient à bien peu de choses sans l'altération apportée dans notre constitution par l'état de société. Pour nous convaincre, nous n'avons qu'à reporter les yeux sur les paysannes, qui se sont un peu moins que nous écartées de la nature, et nous les verrons, presque aussitôt après leur délivrance, reprendre les soins du ménage et bientôt leurs travaux ; mais nous, arrivées à l'état de mollesse où nous a conduites l'*inaction de nos forces physiques*, toutes les commodités de la vie dont nous sommes entourées, les tendres soins de tendres mères élevées comme nous, nous demandons, nous exigeons même dans cette crise naturelle des soins aussi assidus, aussi éclairés que ceux que demanderait une maladie.

Veiller l'accouchée. — Veilleuse.

On doit veiller une femme en couche au moins les deux ou trois premières nuits qui suivent sa délivrance ; mais ensuite il suffira qu'une personne zélée, et n'ayant pas le sommeil profond, couche près d'elle et se lève chaque fois qu'elle ou son enfant aura quelque besoin. On emploie, à Paris surtout, des gardes pour soigner les femmes en couches ; je crois qu'on devrait préférer à leurs soins ceux que l'affection ou le zèle pourraient offrir. Je ferai un article à part sur ces femmes auxquelles on se confie généralement beaucoup trop. Il est convenable d'avoir une veilleuse allumée toutes les nuits; j'engage les femmes qui nourrissent à conserver cet usage: il est peu coûteux, et facilite beaucoup les soins que demande un enfant. On peut même avoir une lampe portant un vase dans lequel on met de l'eau chaude; elle y conserve très-bien sa chaleur, et peut servir à faire chauffer au bain-marie, dans une timbale, des boissons pour la mère ou pour l'enfant. Cette lampe, posée sur la table de nuit, permet à la maman de prendre la timbale sans dérangement.

CHAPITRE IV.

COMMENCEMENT DE L'ALLAITEMENT.

Nature du premier lait de la mère. — Du moment convenable de présenter le sein à l'enfant.

Nous avons laissé notre jeune mère livrée au repos et au sommeil; il faudra bientôt la déranger pour qu'elle commence à allaiter le nouveau-né. Beaucoup de personnes attendent trop tard pour présenter l'enfant au sein, et lui donnent à boire fréquemment de l'eau sucrée, ce qui lui ôte l'appétit, lui remplit l'estomac et augmente la difficulté qu'on trouve quelquefois à lui faire prendre le sein. Ordinairement, la femme qui vient d'accoucher a les seins remplis de lait; ils le sont même souvent à l'avance. Quelquefois ce lait coule avant ou pendant la couche; mais il ne faudrait pas conclure qu'elle a peu de lait si cela n'arrivait pas. Ce serait une erreur de croire qu'une femme n'a pas le lait suffisant aux premiers besoins de son enfant; ce cas est une exception fort rare que nous ne devons pas prendre pour règle. Ce premier lait est d'une nature parfaitement convenable à l'enfant; il est légèrement purgatif et facilite l'évacuation des matières provenues de la nourriture qu'il recevait dans le sein de sa mère par le nombril, et qui se trouvent dans les intestins. Il sera inutile de donner à un enfant nourri par sa mère du sirop de chicorée, ou d'autres petits purgatifs qui ne sont pas toujours sans danger: la nature pourvoit à tout. Je crois donc nécessaire, pour cette évacuation, qu'un enfant tète peu de temps après sa naissance, afin de prévenir cet inconvénient et d'autres desquels je vais parler. Lorsqu'on retarde trop de faire téter l'enfant, les seins s'engorgent, le bout s'aplatit et devient dur, et l'enfant le prend très-difficilement : de là naissent le plus souvent les gerçures, qui font si cruellement souffrir un grand nombre de femmes. Les paysannes font presque toutes cette faute ; elles attendent la montée du lait pour donner le sein. Aussi sont-elles bien souvent martyres de vives douleurs qu'elles auraient évitées en donnant le sein plus tôt ; de plus, si l'enfant ne tète pas dès les premières heures de sa naissance, le lait qu'il trouve plus tard a perdu une partie des qualités qui étaient nécessaires à ses premières digestions. Il ne faudrait pas cependant donner à téter trop tôt ; l'enfant n'a pas encore faim, il n'a pas de désirs, il se décide difficilement à faire le moindre effort, il se rebute, et on a fatigué la mère pour rien. Je pense que quatre à six heures sont le terme convenable.

Erreur sur le lait des nourrices.

Je dois ici relever une erreur généralement accréditée : on dit que le lait d'une nourrice étrangère se renouvelle lorsqu'elle prend un nourrisson. Voici le seul changement qu'il éprouve : un enfant nouveau-né tète plus souvent qu'un enfant plus âgé, qui reçoit d'autres aliments. Le lait, séjournant moins dans les seins, ne peut atteindre le même degré de perfection; il est moins blanc, il paraît plus léger, mais il n'acquiert pas les qualités de celui d'une femme qui vient d'accoucher.

Manière de donner le sein.

Quoiqu'il puisse sembler superflu d'avoir à donner des explications sur une chose aussi naturelle, aussi simple que celle de donner à téter à un enfant, je n'entrerai pas moins dans d'assez longs détails à cet égard. J'ai éprouvé, moi, de grandes difficultés pour faire prendre le sein aux miens et les allaiter. A ma première couche, j'étais à Paris, et quoique dirigée par un des meilleurs accoucheurs, j'ai eu à supporter, à la suite de nombreux et inutiles essais, de cruels accidents : plusieurs abcès se sont formés dans le sein. J'avais fait donner, par intervalle, à mon enfant le sein d'une nourrice dont le mamelon était bien conformé ; ce qui a contribué à le détourner de faire les efforts nécessaires pour prendre le mien, qui n'était pas assez développé, et je n'ai pu y réussir. La nourriture factice que j'ai été forcée de donner à mon enfant, et les dangereux moyens qu'employait une garde que j'avais près de moi, pour faire cesser des cris qu'arrachait au pauvre petit la persévérance que nous mettions à vouloir réussir, ont contribué, j'en ai la douloureuse pensée, à développer chez lui une maladie inflammatoire à laquelle la constitution la plus robuste en apparence n'a pu résister.

Environ quatre à six heures au plus après la délivrance, on aidera la mère à se placer sur son séant, dans son lit, et on la soutiendra avec un ou plusieurs oreillers, selon le besoin, pour commencer à allaiter son enfant. Elle donnera le sein gauche, qui est plus commode. On lui présentera son enfant placé sur un petit oreiller, elle le posera sur son bras gauche près de la saignée, elle écartera doucement le bras droit du petit qui se trouve sous son sein, et le placera derrière elle, c'est-à-dire sous son aisselle. Elle ouvrira sa camisole, la reculera à gauche, et tirera le mouchoir dont j'ai parlé à droite, de sorte que le sein sera entièrement couvert, excepté le mamelon. Si elle a besoin de diriger son sein pour mettre le bout dans la bouche de l'enfant, elle le fera avec les plus grandes précautions : pour cela, elle écartera l'index et le doigt du milieu et les posera de chaque côté du bout du sein. Alors elle approchera la bouche de l'enfant vers son sein et attendra avec patience. L'enfant hésitera, cherchera quelquefois longtemps, mais finira par le saisir; ce qu'elle sentira bien, car cette pression paraît excessive la première fois qu'on la ressent. Il arrive quelquefois que la conformation plus ou moins ronde du sein, sa fermeté, le peu de longueur du mamelon, font que le nez de l'enfant se trouve bouché par le contact : il faut, pour l'éviter, appuyer doucement sur le sein avec l'index ; l'enfant obtient le lait en faisant le vide. S'il ne peut respirer par le nez, il sera obligé de cesser souvent de téter pour respirer par la bouche ; ce qui le fatiguerait beaucoup et ferait mal à la maman : en écoutant, on entendra l'enfant avaler le lait.

Éveiller l'enfant quand il tète. — Alterner en donnant le sein pour maintenir l'égalité entre eux.

Dans les premiers temps, l'enfant tète lentement et fort longtemps, se repose, s'endort même quelquefois, ce qu'il faut éviter ; la mère se fatiguerait trop longtemps assise. Pour l'empêcher, lorsqu'on aura observé qu'il fait une pose plus longue que les autres, on cognera légèrement avec le doigt sur le derrière de la tête près de l'oreille ; cela suffira pour l'éveiller et l'engager à continuer son repas. Aussitôt qu'il a fini, il faut le prendre avec son petit oreiller et le poser dans son berceau ; la maman se recouche pour se reposer.

Si l'enfant ne prenait pas le sein à cette première tentative, il faudrait attendre un peu avant de faire un nouvel essai, une ou deux heures par exemple ; ne point lui donner à boire, recommencer alors, ne pas se rebuter jusqu'à ce qu'on ait réussi ; ce qui arrivera inévitablement. La seconde fois qu'on donnera à téter, il faudra présenter le sein droit et ne jamais manquer d'alterner ainsi, et même, lorsque l'enfant devient plus fort et tète davantage à la fois, on doit l'interrompre au milieu de son repas, dans un moment où il se repose, et lui donner l'autre sein. Cette manière d'allaiter est infiniment préférable : elle maintient une égalité parfaite entre les deux seins, et l'enfant, trouvant mieux à se satisfaire, tètera moins longtemps et moins souvent ; puis on évitera une perte de lait, quelquefois assez considérable, par le sein qui n'est pas vidé.

Conformation vicieuse du mamelon.

Je veux de suite faire quelques observations sur la conformation assez fréquente du sein chez certaines femmes ; ce qui offre un obstacle très-difficile à vaincre, mais qui cependant, à bien peu d'exceptions près, peut être surmonté. Quelques femmes n'ont pas le bout du sein bien saillant ; mais ce qu'on nomme l'éponge, qui est une sorte de tissu poreux par lequel passe le lait pour arriver à la bouche de l'enfant en une multitude de petits filets, existe toujours : alors le mamelon, quoique n'étant pas saillant, n'en a pas moins les conditions nécessaires à l'allaitement. Il faut, dans ce cas, que l'enfant, par l'aspiration, fasse développer le mamelon et le forme par la succion. Beaucoup de personnes, habiles même, se figurent que lorsque cette imperfection est très-prononcée, elle devient un obstacle invincible, ou emploient des moyens artificiels, dangereux s'ils sont réitérés. Je crois que c'est à tort, et j'en ai même l'intime conviction. Cette assertion est d'autant plus fondée de ma part, que j'avais, plus que toute autre femme, ce défaut de conformation, et qu'il m'a suffi d'avoir du courage et de la persévérance pour devenir une fort bonne nourrice. Ordinairement il suffit de quelques jours, ou tout au plus de quelques semaines, pour former le bout. Il n'en a pas été de même pour moi: aussitôt que mon enfant quittait le sein, le mamelon disparaissait; je n'en ai pas moins nourri trois de mes enfants, dont une petite fille fort délicate, avec le plus entier succès, et je n'ai point employé de moyens artificiels, qui ne peuvent être continués sans danger.

Je ne déduirai néanmoins pas rigoureusement de là qu'il ne faut pas aider la nature lorsqu'elle trouve une difficulté dans l'accomplissement de ses vœux; mais on ne doit le faire que lorsqu'on a épuisé ses ressources, et avec une excessive prudence. Pour le cas dont je viens de parler, comme il suffit souvent que l'éponge soit attirée en dehors plusieurs fois de suite pour qu'elle y reste, on pourra employer le moyen suivant; mais je ne pense pas qu'il soit nécessaire d'y avoir recours avant la couche.

On prend une fiole dont le goulot portant un rebord aplati est intérieurement de la grosseur d'un bout de sein. On y verse petit à petit de l'eau bouillante, en ayant soin de remuer à mesure pour échauffer graduellement le verre et qu'il n'éclate pas. Lorsque la fiole est pleine et que le verre est bien chaud, on la vide promptement. Pendant ce temps, la femme qui doit s'en servir se sera préparée à donner le sein à son enfant et l'aura placé sur elle. Aussitôt que la bouteille est vide, on essuie le goulot, on le pose sur le bout du sein en l'appuyant légèrement, et bientôt le vide se fait, parce que l'air qui était contenu dans la bouteille, et qui avait été dilaté par la chaleur, se condense. Alors on voit sortir le bout du sein et même le lait jaillir vivement. Aussitôt que le mamelon est bien saillant, on retire la bouteille en faisant pénétrer l'air avec précaution, en soulevant la fiole d'un côté, puis de l'autre, et on présente le sein à l'enfant qui le prend alors facilement. Mais il faut, comme je l'ai déjà dit, n'user de ce moyen qu'à la dernière extrémité, à moins que la première épreuve, offrant une grande espérance de succès, n'engage à continuer. Les moyens artificiels peuvent irriter le sein et y causer des gerçures; il ne faut donc y avoir recours que lorsque les tentatives réitérées de l'enfant n'y auront pas suffi.

De la fièvre de lait et des soins qu'elle exige. — Engorgement du sein.

La fièvre de lait survient ordinairement 36 à 40 heures après l'accouchement. Elle est causée par le travail qui se fait dans les glandes pour la sécrétion du lait. Ce travail, étant très-actif dans les premiers moments, cause l'irritation qui donne la fièvre. Lorsqu'on ne nourrit pas, cette irritation est encore augmentée par l'engorgement des glandes ; alors la fièvre est bien plus forte, et devient une petite maladie souvent fort douloureuse. Il faut couvrir les seins de flanelle ou de ouate enveloppée dans de grosse mousseline claire, et y mettre des cataplasmes s'ils sont très-douloureux ; mais lorsqu'on nourrit, le lait prenant son cours naturel, il n'y a plus d'engorgement, et la fièvre est quelquefois insensible : cependant, si les seins s'engorgeaient, il faudrait chercher à faire couler le lait au moyen de serviettes chaudes ou de cataplasmes. Dans tous les cas, il est nécessaire de prendre les plus grandes précautions pour ne pas éprouver de froid ni s'exposer aux coups d'air ; continuer la diète, prendre tout au plus un peu de bouillon, le supprimer même s'il y avait engorgement, se contenter de la tisane, et surtout ne pas cesser de donner à téter. Cette fièvre dure douze à quinze heures.

Manière de placer les cataplasmes sur le sein.

Si l'on était obligé de couvrir les seins de cataplasmes, il faudrait en mettre deux sur chacun, et les placer de manière que le mamelon paraisse entre eux deux et qu'on puisse ainsi donner à téter sans les déranger. Comme il aura été prudent de couvrir les seins pendant la fièvre de lait beaucoup plus qu'ils ne doivent l'être après, il ne faudra pas les découvrir brusquement, mais graduellement ; car, je le dirai sans cesse, je ne puis trop le dire, il faut prendre toutes les précautions

imaginables pour éviter les maux de seins :
ils sont cruels, longs, et peuvent arriver au
point de faire renoncer à l'allaitement. Tant
que *les suites de couches* ne sont pas entièrement disparues, il y a les plus grands ména-
gements à prendre, parce qu'il existe une
sympathie avec les seins qui les dispose à
l'irritation.

CHAPITRE V.

CONTINUATION DES SOINS A DONNER A L'ACCOU-CHÉE, ET RÉGIME DE LA NOURRICE.

Jusqu'au moment où la fièvre de lait n'est
pas entièrement passée, l'accouchée ne doit
pas bouger de son lit; il faut se borner à la changer souvent de serviettes, à lui faire sa toilette
et à lui donner un lavement si elle n'a pas été
à la selle; continuer de la laisser en repos.
Après la fièvre de lait, on fera son lit; si elle

est d'une forte constitution, et qu'il ne soit survenu aucun accident, elle pourra s'asseoir dans une bergère pendant qu'on le fera, mais il ne faudra pas qu'elle marche et surtout se tienne debout ; et, pour peu qu'elle soit délicate, faible ou souffrante, il vaudra mieux avoir recours au lit de sangle, qu'on approchera près de son lit et dans lequel, après l'avoir bassiné, on l'aidera à se placer. Elle pourra y rester quelques heures ; ce changement fait un bien et un plaisir infinis. On profitera de ce moment pour la changer de linge, ce qui ne lui sera pas moins agréable. Il faut éviter le froid aux pieds : le lit devra être encore garni.

Aérer la chambre et faire la toilette de l'accouchée.

Si la saison le permet, il est très-bon de renouveler l'air de la chambre de l'accouchée; si la saison est rigoureuse, il faudrait encore le faire pendant un instant, en ayant le soin de fermer les rideaux du lit. Il est bon aussi qu'elle fasse sa toilette, qu'elle se lave le visage, les mains, les dents : il n'y a aucun inconvénient à remplir ces petits devoirs de propreté en employant de l'eau tiède ; cela fait beaucoup de bien et de plaisir. Quant à la chevelure, il sera plus convenable d'attendre le moment où la malade pourra rester quelques heures assise ; et qu'elle ne se peigne pas elle-même dans les premiers temps , cela pourrait causer des tiraillements aux seins.

On donnera peu à peu quelque nourriture ; il ne faut cependant pas se laisser aller à un appétit quelquefois excité par un peu d'irritation à l'estomac, ou par cette pensée assez commune qu'une nourrice doit manger beaucoup. Elle a sans doute besoin de plus d'aliments que la femme qui ne nourrit pas ; mais je crois que souvent on exagère ce besoin, et que, loin d'augmenter la quantité de lait, on la diminue en fatiguant l'estomac : car c'est surtout par la perfection du travail de cet organe qu'on obtient une abondance de lait de bonne qualité, et aussi par le choix des aliments qui lui conviennent, pris en quantité suffisante.

Choix des aliments.

Les nourrices sont généralement fort alté-rées. On doit aussi modérer ce besoin, boire peu de vin, mais de bonne qualité; elles feront bien d'éviter, dans les premiers temps de l'al-laitement, de manger trop de crudités, qui sont toujours d'une digestion difficile, surtout la salade. Les fruits bien mûrs sont, au con-traire, fort convenables. Elles doivent préférer les légumes à la viande, principalement les farineux : la viande fournit un lait trop sub-stantiel qui cause quelquefois des maladies de peau à l'enfant. Il ne faut cependant pas s'en abstenir entièrement, parce qu'il est dans la nature humaine d'en manger, et surtout pour les personnes qui, ayant toujours vécu dans l'aisance, en ont l'habitude. Il conviendra d'éviter avec soin toutes les choses excitantes ou échauffantes. Lorsque l'enfant devient plus fort, on peut se relâcher de cette sorte de ré-gime, surtout pour la salade, qui plaît tant aux jeunes femmes grosses et aux nourrices, ce qui tient à la chaleur que nécessite une digestion plus active pour élaborer plus d'aliments; mais il est néanmoins toujours nécessaire qu'une nourrice s'observe.

Une femme ne doit pas donner à téter pendant la digestion.

Une précaution essentielle à prendre, c'est d'éviter de donner à téter pendant le travail de la digestion. Les forces vitales et le sang se portent à l'estomac pendant ce travail et y sont indispensables pour qu'il se fasse bien; ils en seraient détournés par leur nécessité dans les glandes mammaires pour la sécrétion et l'émission du lait : car c'est la force avec laquelle ils arrivent à ces parties qui cause ce qu'on nomme *la montée du lait.* Alors l'estomac, étant privé de leur secours, ne ferait que très-imparfaitement ses fonctions, et il en résulterait de la fatigue et des tiraillements qu'on attribue à l'exigence de l'allaitement, et qui ne sont dus très-souvent qu'aux fautes qu'on fait dans son exécution. Cette observation a plus d'importance qu'on ne pourrait croire; une partie des maux d'estomac dont se plaignent les nourrices trouvent là leur cause.

Soins jusqu'à la dernière période de la couche.

Jusqu'au neuvième jour une femme doit se ménager beaucoup, souvent même ne pas quitter le lit, que pour le faire. Après cette époque, qui termine la première période de la couche, la matrice étant revenue à son état normal, l'accouchée peut rester levée une partie de la journée et reprendre graduellement ses habitudes; mais ce n'est qu'au bout de six semaines révolues qu'elle est arrivée à la fin de la seconde période et qu'elle est entièrement affranchie des suites de sa couche. Jusqu'à l'expiration de ce temps, elle doit éviter les fatigues, les veilles, les travaux prolongés; elle ne doit point plonger les mains dans l'eau très-froide, ni se baigner, à moins que cela ne lui soit ordonné par un médecin; ne pas voyager; enfin, s'entourer de ces petits soins que demande un état de convalescence. Chez une femme qui nourrit, la santé se raffermit ordinairement beaucoup plus tôt, et une partie de ces soins deviennent moins nécessaires.

Les précautions que j'indique pendant toute la durée des couches doivent être augmentées ou diminuées selon la délicatesse de la femme qui y est soumise. Mais je crois qu'on gagnera toujours à en prendre plus que moins, sans se laisser aller pourtant à un état de mollesse ou de pusillanimité.

Une nourrice doit se baigner.

Du moment que toutes les suites de couches sont terminées, je crois qu'une femme fait bien d'adopter l'usage fréquent des bains, surtout si elle est d'un tempérament échauffé. Lorsque son enfant fera de mauvaises digestions, aura des coliques, il faudra qu'elle se baigne encore plus souvent; je pense que c'est un des plus sûrs moyens de rafraîchir son lait. On est plus sensible au froid en sortant du bain, il faut veiller à ne pas s'y exposer.

CHAPITRE VI.

DES MAUX DE SEINS.

Précautions à prendre pour éviter le mal de sein.

Les maux de seins sont malheureusement très-fréquents ; il est difficile de croire le peu qu'il faut pour les provoquer, surtout chez les femmes nerveuses : on devra donc ne rien négliger pour les éviter. C'est durant les six semaines qui suivent la couche qu'on y est le plus exposé. Chez certaines femmes, le plus léger froissement, le plus petit coup d'air, peuvent les causer. D'autres ont moins de sensibilité ; mais comme on ne peut savoir si l'on a cette sensibilité qu'après l'avoir tristement expérimentée, alors il faut être très-circonspecte. Avec le temps, les seins perdent cette susceptibilité et s'habituent graduellement à l'action de l'air et au maniement que cause la nourriture ; puis la cause sympathique dont j'ai

parlé déjà étant disparue, ils deviennent naturellement moins sensibles. Mais comme, malgré ces précautions, on ne peut pas toujours
se garantir de ces cruels accidents, et qu'il en
est même contre lesquels on ne peut rien prévoir, je vais dire ce que je crois le plus convenable de faire pour les modérer, les arrêter
même, ne m'étendant pas au delà des bornes
où le secours de la médecine devient nécessaire.

Repousser les remèdes de commère.

D'abord je vous recommanderai, jeunes
femmes, de rejeter absolument les mille et un remèdes de *bonnes femmes* que chacun s'empressera
de vous indiquer, au plus léger indice de mal de
sein, et de ne vous en rapporter qu'aux conseils
des personnes dont l'expérience éclairée pourrait vous inspirer de la confiance. On me dira
peut-être que je montre ici de la prétention en
vous engageant à suivre mes avis; mais j'en parle
par ma propre expérience, et serai toujours la
première à vous conseiller d'avoir recours aux

gens de l'art du moment que je verrai l'ombre d'un doute ou d'un danger réel : car personne plus que moi ne comprend la difficulté qu'il y a de juger la nature d'un mal. Je me garderai donc bien d'émettre une opinion lorsque tant d'hommes de talents et de savoir hésitent eux-mêmes ; mais on n'a pas toujours son médecin près de soi ; on peut aussi, par des circonstances particulières, en être tout-à-fait privé ; et enfin il est des cas évidents et peu graves dans lesquels il est possible de se passer de son secours.

Premiers indices des maux de seins.

Il arrive souvent dans les premiers jours de la couche, et surtout pendant la fièvre de lait, qu'une femme sent des picotements ou des douleurs errantes dans les seins ; ils sont ordinairement causés par le premier travail des glandes. Mais lorsque ces douleurs et ces picotements occupent un point fixe, on doit sur-le-champ appliquer des cataplasmes beaucoup plus grands que le point douloureux. Il est bon de dire tout de suite comment il faut faire et arranger les cataplasmes pour qu'ils produisent tout l'effet qu'on attend d'eux.

De la farine de lin.

La qualité de la farine de lin, qui doit les composer le plus ordinairement, n'est pas indifférente ; on est exposé à en trouver souvent de fort mauvaise : la bonne est d'un jaune verdâtre mêlé de petites parcelles d'écorce qui doivent être brunes et brillantes ; elle doit avoir une odeur agréable et être fort huileuse. La mauvaise est celle dont on a extrait l'huile ; elle est grise, plus broyée, sèche, et a souvent une odeur de rance : elle est loin de contenir les principes émollients de la première. Pour conserver la farine de lin, il faut la mettre dans un vase de terre ou de verre ; en la laissant dans le papier, une grande partie de l'huile est absorbée.

Manière de faire un cataplasme.

Pour faire un cataplasme, on met la quantité

de farine suffisante à la grandeur dont on veut qu'il soit, dans un vase quelconque qui puisse supporter l'eau bouillante; on verse de suite dans la farine toute l'eau qui sera nécessaire pour la délayer à l'état convenable : le cataplasme doit ressembler à une bouillie claire. On remue vivement avec une cuiller, et, sans autre préparation, dans deux minutes le cataplasme est prêt.

Lampe à esprit de vin pour faire les cataplasmes.

L'été, et surtout la nuit, lorsqu'on n'a pas de feu, on peut faire les cataplasmes avec une lampe à esprit de vin, fort simple. On fait garnir en fer-blanc ou en tôle fort légère un bouchon de liége sur l'un de ses bouts, et on fait passer par ce bouchon, au milieu, un petit tuyau du même métal ; on adapte ce bouchon à une fiole à large goulot dans laquelle on met l'esprit de vin ; on passe une mèche de coton comme celle des chandelles dans le petit conduit qui traverse le bouchon, et on en laisse saillir en dehors une portion qui forme la mèche; l'autre, beaucoup plus longue, trempe dans l'esprit de vin. Il faut avoir un petit trépied en fer, de hauteur convenable pour que son cercle domine la flamme qu'on obtiendra en allumant la mèche. On pose sur ce trépied une petite casserole d'argent ou de fer-blanc, et on y fait le cataplasme dans un instant, en le délayant à l'eau froide : il faut avoir soin de le remuer, parce qu'il bout sans être chaud dans toutes ses parties. La flamme de cette lampe ne répand aucune odeur, et la mèche s'allume avec la plus grande facilité. Pour éviter l'évaporation de l'esprit de vin par la mèche lorsqu'elle n'est pas allumée, on peut la recouvrir avec un petit couvercle de fer-blanc semblable à celui d'un boîte à thé. Cette lampe est infiniment commode aussi pour faire chauffer de la tisane.

Manière de disposer le cataplasme.

Le linge dans lequel on mettra le cataplasme devra être d'une étoffe très-claire, telle que de la vieille toile, de la grosse mousseline, ou du calicot très-usé. Je réfute le préjugé établi contre le linge de coton employé pour les plaies ; mais seulement il ne convient pas pour faire de la charpie ou lorsqu'on a besoin d'un linge ferme. Il faut que le linge qui recevra la préparation soit fort grand proportionnellement à ce que devra être le cataplasme, de manière que la préparation étant posée et étendue au milieu, on puisse la recouvrir assez largement des quatre côtés pour que le cataplasme ne puisse pas s'échapper et se répandre. Si le linge n'était pas assez grand, il faudrait le faufiler dans son pourtour, lorsqu'il serait replié. Le cataplasme doit être posé du côté où le linge se trouve simple, et il doit être fort mince, environ 3 millimètres ; car il fatiguerait inutilement la malade. Pour l'étendre dans le linge, on ne le placera pas sur du marbre, parce que celui-ci refroidit la surface, et qu'en se fiant à ce degré apparent de chaleur on pourrait brûler la partie où il est appliqué, ce refroidissement n'étant que superficiel.

Moyens de conserver la chaleur et l'humidité du cataplasme.

Le meilleur moyen de conserver la chaleur et l'humidité du cataplasme, deux de ses premières qualités, est de le couvrir d'un morceau de taffetas ciré, avec lequel on trouve encore l'avantage d'éviter qu'il ne mouille les objets qui l'environnent : on peut encore mettre par-dessus le taffetas ciré de la ouate. Lorsqu'on change le cataplasme, il faut laver la toile cirée avec une éponge et l'essuyer avec une serviette, parce que si le cataplasme avait commencé à s'aigrir, le peu qu'il en resterait sur la toile cirée servirait de levain au nouveau, et il s'aigrirait bien plus vite.

On doit renouveler les cataplasmes toutes les quatre ou cinq heures, et même plus souvent s'il est dérangé ou a perdu sa chaleur. Pour tenir le cataplasme, on plie un mouchoir en cravate que l'on passe en bandoulière dessus ou par-dessous le sein malade, selon le besoin.

Aggravation du mal; application de sangsues.

Si le mal n'est pas grave ni déjà enraciné, il cédera promptement à cet innocent remède; mais s'il résiste, que la douleur augmente, qu'il se montre de la rougeur à la peau, qu'il se manifeste une dureté et de la fièvre, il faut consulter un médecin, et si on ne pouvait se procurer les secours assez promptement, ou même pas du tout, on recourrait à une application de 12 à 15 sangsues sur la partie enflammée. Sitôt qu'elles seraient tombées, on laverait les piqûres avec de l'eau tiède et un peu de vin, ce qui évite quelquefois la démangeaison insupportable qu'elles causent; puis on remettrait un cataplasme. Il ne faudrait arrêter le sang que dans le cas où l'émission sanguine serait trop considérable, ce qui est fort rare avec ce petit nombre de sangsues et dans cette partie. J'ai éprouvé et vu éprouver de très-fâcheux résultats pour avoir arrêté des sangsues trop tôt; par la succion, elles avaient attiré une affluence de sang qui, n'ayant pu s'échapper, avait augmenté l'engorgement loin de le diminuer; tandis qu'une perte de sang un peu trop considérable ne peut causer qu'une légère faiblesse bientôt réparée. Il faudra mettre la malade à la diète absolue; si la fièvre était forte, se borner à lui faire boire une tisane rafraîchissante; si la fièvre était faible, elle prendrait un peu de bouillon; bien qu'elle ne soit occasionnée que par un mal local, elle n'en étend pas moins sa fâcheuse influence sur tout l'individu, et il faut chercher à en diminuer l'intensité : la diète est un des plus puissants moyens pour y parvenir.

Abcès au sein; leur traitement.

Si la douleur est occasionnée par l'engorgement des glandes, elle se dissipera lentement, difficilement, et peut se terminer par un abcès. Dans tous les cas, on ne doit pas cesser de donner à téter du côté malade, quelque douleur qu'on en éprouve. Il faut se résigner à souffrir pour éviter un plus grand mal ; car l'accumulation du lait dans le sein augmenterait beaucoup l'irritation, aggraverait la maladie; et si enfin, malgré tous ces soins, il se formait un abcès, il faudrait absolument appeler un médecin, parce qu'il peut survenir d'autres accidents, et que d'ailleurs une incision faite à propos peut éviter de grandes et longues douleurs sans offrir l'ombre d'un danger : l'art possède des ressources pour pallier le mal et hâter sa fin. J'appuie beaucoup là-dessus, parce que j'ai souvent entendu dire à des matrones qui parlaient avec importance , et par des gens crédules en leur savoir, que les médecins n'entendaient rien aux maux de seins; la même opinion est accréditée chez les mêmes gens pour les fractures, les luxations et les foulures : il est bon de combattre de tels préjugés. Si cependant on se trouvait privé de médecin, il faudrait continuer les cataplasmes sans interruption, observer une diète sévère, se mettre au lit, et lorsque l'on verrait un point se disposer à blanchir, y poser, sous le cataplasme, un petit emplâtre de diachylon ou d'onguent de la mère, et le continuer, lorsque l'abcès serait percé, tant qu'il y aurait de la suppuration, en le renouvelant souvent. Alors l'on pourrait faire les cataplasmes avec de l'eau de sureau, pour faciliter la résolution des duretés qui environnent l'abcès. Lorsque la plaie serait près de se fermer, on remplacerait l'emplâtre par un peu de cérat étendu sur du papier brouillard ou joseph; et lorsqu'elle serait tout-à-fait fermée, on cesserait les cataplasmes et on y substituerait un morceau de flanelle recouvert d'une plaque de coton en poil enveloppée dans une grosse mousseline claire, ou une peau de lièvre ou de cygne. On continuerait ces précautions jusqu'à ce que les duretés fussent entièrement dissipées.

Il arrive souvent qu'il se forme auprès du premier abcès d'autres abcès moins considérables, il faut les traiter absolument comme le premier.

Les bains seraient un excellent remède pour

les abcès, parce qu'ils calmeraient l'irritation générale qui elle-même réagit sur le mal local; mais ils offrent des dangers. Il est difficile, en sortant du bain, de se garantir du froid ; toutefois, lorsque la plaie est sur le point de se fermer, je crois qu'on peut y recourir avec beaucoup de précautions, et qu'on en obtiendrait une plus prompte guérison que par les remèdes appliqués seulement sur le point malade, et qu'on pourrait ainsi prévenir les abcès secondaires. J'en ai éprouvé moi-même le plus grand bien.

Du poil.

Un simple coup d'air, un refroidissement, peut causer le *poil :* c'est un état inflammatoire aigu des tissus cellulaires de toute la mamelle; il est fort douloureux et peut facilement amener l'inflammation des glandes, et, par suite, des abcès. Il faut à l'instant couvrir le sein de cataplasmes, se mettre à la diète et au lit pendant l'accès de fièvre qu'il cause, et continuer de donner à téter. Il est rare qu'avec ces soins il ne se dissipe pas dans une couple de jours sans accident. Si la rougeur se concentrait sur un seul point, il conviendrait d'appliquer douze à quinze sangsues et de continuer les cataplasmes.

Gerçures et crevasses.

Les maux que causent les gerçures et les crevasses, quoique excessivement douloureux, deviennent rarement assez graves pour qu'on soit obligé d'appeler un médecin, à moins que l'on ignore entièrement ce qu'il y a à faire pour les soulager et hâter leur guérison, qui n'est jamais due qu'au temps. Mais il y a beaucoup à se défier des nombreux remèdes indiqués par les *bonnes femmes*, qui ne se rendent nullement compte, ni de la nature du mal, ni de ses causes, ni même des moyens de guérison qu'elles emploient et auxquels elles attribuent toujours beaucoup de vertus, dont la meilleure serait de ne pas aggraver le mal.

Les gerçures sont occasionnées par la succion. Ce sont de petites fentes qui surviennent dans la peau qui recouvre le mamelon; elles s'étendent quelquefois jusqu'au point de le cerner en plusieurs endroits, d'enlever entièrement la peau qui laisse le mamelon au vif et force à suspendre l'allaitement par le sein malade. Les gerçures saignent souvent et l'enfant avale le sang en tétant, mais jamais en assez grande quantité pour l'incommoder. Il est facile de concevoir à quel point ces accidents doivent être douloureux, lorsqu'il faut mettre dans la bouche d'un enfant des chairs au vif qui se fendent de plus en plus par la succion, se reprennent dans les intervalles, et se refendent de nouveau. Ces douleurs aiguës portent sur les nerfs, causent des grincements de dents, font naître le désir de mordre, répondent entre les deux épaules, et attirent, malgré tout le courage et toute la résignation possibles, des larmes qu'on ne peut retenir; enfin, elles font hésiter une mère à mettre son sein dans la bouche de son enfant, qui le lui demande à grands cris.

Les crevasses sont de petites fentes à peu près semblables à celles des gerçures, mais qui se font à partir du bout du sein en s'étendant sur le sein même. Elles sont ordinairement la suite des gerçures, et se traitent de la même manière. Le temps et le courage suffiraient pour guérir ces maux; mais l'un est bien lent dans sa marche, et l'autre nous échappe souvent au milieu des douleurs, surtout lorsqu'on a à sa disposition des moyens faciles de les éviter en suspendant la nourriture. Tâchons donc de prévenir, ou au moins d'adoucir ces ennemis de l'allaitement maternel dans la classe de la société pour laquelle j'écris, où les mères, trop souvent, ne trouvent pas le courage de vaincre ces obstacles, malgré tous les adoucissements qui leur sont donnés et dont sont privées tant d'autres mères qui les surmontent. Car, jeunes femmes, toutes ces précautions, tous ces soins dont je veux qu'on vous entoure, toutes ces douleurs que je voudrais vous éviter, toute cette sollicitude enfin dont vous êtes comblées, n'existent pas pour les pauvres mères de la campagne! Elles donnent souvent le jour à leurs enfants entourées de moins de soins et de surveillance que ne le serait leur vache, qui, étant une grande partie de la fortune de la famille, est nécessaire à l'existence de tous ses membres. Elles souffrent toutes ces douleurs sans secours, et persévèrent dans leur tâche, forcées par la nécessité. N'éprouverions-nous pas une véritable honte de ne pouvoir sortir victorieuses, comme elles, des combats que nous livrent la douleur et les difficultés, éclairées que nous sommes par la raison que doit nous donner la supériorité de notre éducation et le développement de nos sentiments?....

Traitement des gerçures. — Emploi des pis de vaches.

Dès qu'une femme qui commence à allaiter sent au mamelon une légère douleur qui ressemble à un déchirement, il faut poser sur le bout du sein, aussitôt que l'enfant a cessé de téter, un bout artificiel en gomme élastique ou en ivoire, pour éviter d'une part le frottement du linge, de l'autre le desséchement de la peau, parce que sans cela les petites plaies imperceptibles alors se referment, puis la peau, en se desséchant, se retire, et lorsque l'enfant reprend le sein, il se fait un nouveau déchirement qui aggrave le mal. Ce moyen simple suffit quelquefois pour l'arrêter ; s'il continue et s'augmente, il faut faire faire un peu de cérat avec du blanc de baleine, et en frotter la partie malade avant de remettre le bout artificiel. Souvent les gerçures sont augmentées par l'état d'irritation dans lequel sont les seins dans les commencements de la nourriture ; alors l'emploi des cataplasmes émollients arrête les progrès en diminuant cette irritation. Quelquefois aussi la peau, étant molle, a besoin d'être resserrée ; alors on pourrait, avant de remettre le cérat et le bout artificiel, faire tremper le mamelon dans de l'eau de guimauve à laquelle on mêlerait quelques gouttes d'eau-de-vie. On mettrait ce mélange tiède dans un verre à liqueur ou dans un coquetier dont on poserait le bord sous le bout du sein, et sur lequel on le pencherait pour l'y faire tremper quelques minutes. Enfin, si le mal ne s'améliorait pas, il faudrait avoir recours aux *pis de vaches.* Ces pis sont des trayons de vaches ou de chèvres, je ne sais trop, préparés d'une certaine façon qui m'est inconnue, et montés sur un petit rebord en buis. Les premiers qui aient paru ont été inventés par Mme Lebreton, sage-femme distinguée, qui a également imaginé des biberons fort ingénieux, auxquels elle les adapte. On trouve à présent de ces pis ainsi préparés chez la plupart des pharmaciens. Pour s'en servir, on les met tremper dans de l'eau tiède jusqu'à ce qu'ils soient devenus mous et souples comme de la chair vivante ; on les passe dans de l'eau fraîche et on les essuie. Au moment de donner à téter, on pose un de ces bouts sur le mamelon, de manière que celui-ci entre bien dans sa cavité. On place le troisième doigt et l'index sur le rebord de buis, et on appuie pour que le rebord porte *bien exactement* sur le sein. On présente ce mamelon artificiel à l'enfant, qui fait souvent beaucoup de difficultés pour le prendre. Il tète ainsi sans endommager le sein de sa mère. Il faut bien veiller pendant la succion à ce que l'air ne s'introduise pas sous le rebord, car l'enfant ferait des efforts inutiles pour avoir le lait, puisqu'il ne l'obtient que par le vide : il avalerait beaucoup d'air et se rebuterait bientôt.

On continuera les remèdes qu'on employait pour la guérison, et on attendra qu'elle soit parfaite pour cesser l'emploi des pis ; à la fin même, il faudra alterner avec et sans pis, parce que le sein s'habituera graduellement à la succion. Ce remède est fort bon lorsqu'on peut parvenir à l'employer, mais il offre souvent de la part de l'enfant des difficultés invincibles, et est toujours très-fatigant pour lui. On ne devra donc y avoir recours qu'à la dernière extrémité.

Les crevasses doivent être traitées absolument comme les gerçures. Elles sont plutôt dues à l'irritation et à la sécheresse de la peau qu'à toute autre cause. Je ne pense pas qu'elles doivent devenir jamais bien graves ; si elles le devenaient, il faudrait voir un médecin : une légère cautérisation avec du nitrate d'argent en abrége la durée.

Les femmes, dans le pays que j'habite, ont eu l'idée de remplacer les bouts artificiels de gomme élastique ou d'ivoire par ce qu'elles appellent une *cracoche de noix* (coquille de noix), dont elles éprouvent d'assez heureux effets. Voilà bien la simplicité des champs!

Les gerçures durent huit ou quinze jours, un mois au plus, et se renouvellent rarement dans les allaitements suivants : il faut donc réunir tout son courage pour vaincre ces souffrances, quelque aiguës qu'elles puissent être; elles ne peuvent durer longtemps et n'offrent aucun danger. De combien de joies pures, vives et durables nous nous priverions, en nous laissant dominer par elles!

Petite bouteille pour recevoir le lait qui coule du sein qui n'est pas tété.

Lorsqu'une femme a du lait en abondance, et surtout dans les premiers temps de l'allaitement, il arrive qu'il coule du sein opposé à celui que l'enfant tète, et inonde d'une manière fort désagréable les vêtements. On peut avoir pour le recevoir de petites bouteilles en verre faites exprès : elles sont plates d'un côté et un peu bombées de l'autre, et portent au milieu du côté plat un trou destiné à recevoir le bout du sein ; sur le bord, il y a une petite ouverture pour le passage de l'air, et à côté un petit anneau dans lequel on peut attacher un cordon pour suspendre la bouteille au cou. Elle reçoit le lait qui s'écoule du sein. Pour l'enlever de dessus le sein, il faut prendre le soin de boucher le trou qui sert à l'introduction de l'air, la renverser sur le côté opposé à l'ouverture dans laquelle était le mamelon, et ne pas attendre pour la vider que le lait soit arrivé à cette hauteur, car alors il s'échapperait. Ces bouteilles peuvent être employées toutes les fois qu'il y a engorgement et écoulement de lait. Dans la fièvre de lait même, elles facilitent l'écoulement en ce qu'elles empêchent le bout du sein d'être comprimé ; aussi est-ce un inconvénient pour le premier cas dont je parle, parce qu'elles excitent la perte du lait.

Il suffit souvent, pour l'empêcher, de mettre le doigt par-dessus les vêtements sur la place du mamelon, et de l'y tenir un peu fortement pressé pendant *la montée du lait.* Cette contraction passée, il est rare que le lait coule.

Moyen de se débarrasser de la surabondance du lait.

Quelquefois les seins peuvent se trouver engorgés par une cause ou par une autre; ce qui fait souffrir, peut causer des maux plus graves, et offre une difficulté à l'enfant pour prendre le sein. On pourra recourir aux pompes de verre, qui se trouvent chez les marchands de verrerie, et avec lesquelles on peut aspirer soi-même son lait, qui reste dans la pompe: la vue seule de cet instrument indique la manière de s'en servir. On pourra se servir aussi des bouteilles échauffées, comme je l'indique à l'article où je parle de la difformité du sein; enfin on peut se trouver obligé de recourir à des moyens plus puissants, soit de se faire téter par un enfant plus âgé que le sien, soit par une grande personne; mais il ne faut user

de ce moyen que lorsque les autres ont été insuffisants, parce que la succion étant beaucoup
plus forte, elle peut causer des gerçures. On
pourrait aussi couvrir les seins de cataplasmes,
ce qui faciliterait beaucoup l'écoulement du
lait.

Persister à nourrir d'un seul sein.

Les maux aux seins peuvent être si graves,
ou leur position si fâcheuse, qu'ils font perdre
l'usage d'un sein, momentanément ou même
pour toujours. Aussitôt que l'amélioration du
mal le permet, il faut recommencer à donner
le sein, et faire tout pour le recouvrer, car il y
a un grand avantage à nourrir des deux côtés;
néanmoins, si l'on n'y parvenait pas, on achèverait très-bien la nourriture d'un seul sein.
Je n'ai jamais nourri autrement; mais cela entraîne des inconvénients, au nombre desquels
il faut mettre en première ligne le cas où ce
sein serait atteint lui-même, ensuite la perte
du lait par le sein inactif, la difformité que
cela cause, etc.

Lorsqu'une femme a parcouru sans accidents les six premières semaines qui forment le complément de la crise de la délivrance, il est fort à croire qu'elle n'en éprouvera pas dans le cours entier de l'allaitement ; ce n'est pourtant pas sans exemple, et je pense qu'une nourrice doit toujours être fort circonspecte et très-soigneuse d'elle-même ; la santé de son enfant dépend souvent de la sienne : cette seule raison doit l'engager à se ménager.

Je ne traiterai pas ici la question du sevrage, parce qu'elle est plus importante pour l'enfant que pour la mère ; je la placerai dans la partie qui le concerne.

Des gardes de femmes en couches.

Avant de terminer ce que j'ai à dire sur la couche et ses suites, je veux parler d'une sorte de fléau qui pèse sur ce moment difficile de la vie des femmes, à Paris surtout ; ce sont les gardes-malades. Si on pouvait en couches, et dans toutes les circonstances analogues, se passer de ces femmes, ce serait fort heureux ;

mais les fatigues que causent les soins à apporter à une femme en couches et à son enfant ne peuvent pas toujours être supportées par une personne qui les prodiguerait par affection ou par zèle, conditions bien nécessaires à leur accomplissement. Les gardes ne peuvent jamais posséder la première, et n'ont de la seconde que juste ce que l'argent qu'on leur donne peut leur en faire naître; et comme elles se trouvent toujours placées au milieu des familles dans des circonstances où les dangers de la personne qu'on leur confie les rendent précieuses et nécessaires, elles profitent de ces moments favorables pour elles, dans lesquels l'argent perd ordinairement aux yeux de ceux qui le donnent une grande partie de sa valeur, pour en tirer le plus possible et de toutes façons. Comme leur salaire et leurs profits varient suivant la condition de la maison où elles sont appelées, elles ne sont jamais satisfaites. Elles se servent aussi de leur position pour exiger des soins, une profusion et une recherche de nourriture qui sont poussés jusqu'à l'abus, et pour prendre un ton d'autorité auquel elles asservissent souvent toute la maison. Ces choses fâcheuses sont encore fort accrues par les préjugés et les détestables habitudes qu'elles veulent vous imposer. Se croyant importantes par l'importance que leur donnent les circonstances toujours pénibles dans lesquelles elles se trouvent, elles poussent souvent l'audace jusqu'à contredire et même ne pas exécuter les ordonnances des médecins. Leurs bavardages troublent aussi parfois la paix des familles; étant admises par leurs devoirs dans leur intimité, elles vont colportant d'une maison dans l'autre ce qu'elles ont entendu et jugé à leur manière, saisissant toujours avec avidité le mal et tout ce qui peut exciter la curiosité de la nouvelle maison où elles iront, espérant se rendre plus intéressantes, oubliant le bien, qui, dans sa simplicité, n'atteindrait pas leur but, et que d'ailleurs elles sont souvent incapables d'apercevoir et de jamais admirer.

Voilà un vilain portrait de ces femmes qui se présentent chez vous avec un air si doux et si engageant, et même des manières très-sociables; il n'est pas sans exceptions, mais je puis assurer qu'il est vrai et que l'exception est rare. On me dira qu'il est presque impossible de s'en passer, et surtout à Paris où les grandes distances séparent les membres des familles et ne leur permettent pas de se secourir l'un l'autre, comme on peut le faire dans les petites villes; mais alors il faut mettre beaucoup de circonspection dans son choix, et se servir de mes avis pour se tenir dans une grande réserve. Je dirai, à l'honneur de celles qui font exception, qu'il faut qu'elles possèdent une véritable supériorité; car il est difficile de ne pas contracter tous les défauts de leurs camarades, avec le genre de vie qu'elles mènent et les circonstances où elles se trouvent placées.

Ici se borne ce que j'avais à dire sur la fin de la grossesse, la délivrance, ses suites, et l'allaitement pour ce qui concerne spécialement la mère. Quelques détails s'y rattacheront encore en parlant des enfants. On trouvera sans doute que je n'ai point parlé de quelques accidents qui surviennent en couche et dans l'al—

laitement, et on aura raison, car telle était mon intention. Je ne suis point médecin, et suis d'opinion qu'aussitôt qu'une femme ne se trouve pas dans les conditions ordinaires, elle doit se faire éclairer des lumières de la médecine. Il eût donc été aussi déplacé que dangereux de ma part, de dépasser les bornes que je me suis prescrites et qui seront toujours celles où l'art devient nécessaire.

FIN DE LA PREMIÈRE PARTIE.

DEUXIÈME PARTIE.

DE L'ENFANT.

CHAPITRE PREMIER.

RÉFLEXIONS PRÉLIMINAIRES.

Avant de m'occuper spécialement de l'enfant, que nous avons laissé sortant du sein de sa mère, je crois qu'il est à propos d'entrer dans tous les détails qui touchent ses vêtements et son lit. Ces détails sont loin d'être sans importance ; j'y rattache des idées plus étendues qu'on ne pourrait le penser d'abord : à eux se rapporte le commencement de l'éducation ; je m'appesantirai donc sur ces détails plus que le sujet au premier coup d'œil ne semblerait devoir le comporter. J'appuierai toujours de toutes les raisons que mon bon sens et mon expérience pourront me suggérer les motifs qui me détermineront à engager à faire les choses d'une façon plutôt que d'une autre ; car je ne pense nullement qu'on doive se conformer à mon opinion sans la mûrir et la discuter. J'aurai beaucoup obtenu, si je fais naître la pensée que l'on peut améliorer ce que l'on a vu faire, et je suis convaincue que la plupart du temps on ne le fait pas parce qu'on n'y a pas songé, et que l'habitude tient lieu de raisonnement.

Réflexions sur les doctrines de J.-J. Rousseau.

C'est à un des hommes les plus remarquables que la France ait produits que nous devons les premiers changements apportés depuis quelques années à l'éducation physique et morale de l'homme. Rousseau, dans son vaste génie, résolut de déchirer le voile des préjugés, et de briser l'esclavage qui entourait l'homme au moment de sa naissance. Il est tout à fait hors du cadre de ce petit ouvrage d'examiner jusqu'où l'influence de ce génie s'est étendue; toujours est-il vrai, palpable en quelque sorte, qu'il a fait un bien considérable. Si ses admirables leçons ont été parfois mal comprises, on doit s'en prendre à la tournure de l'esprit humain. Presque toujours l'ignorance, l'amour-propre et la sottise s'emparent des grandes et bonnes choses jetées en avant par le génie; espérant les améliorer, ils les dénaturent, les exagèrent, et les détruiraient bientôt, si le temps et la raison, qui font justice de tout, ne faisaient ressortir la seule vérité.

Des excès auxquels on s'était porté en voulant appliquer les maximes de Rousseau, on revint à de plus sages idées : le préjugé et la routine étaient démasqués. Si cette heureuse émancipation n'a pas encore pénétré toutes les classes de la société, sa salutaire influence s'est fait sentir presque généralement, et se répand de jour en jour. Quel serait mon bonheur si je pouvais, par ma faible voix, aider sa propagation, et rendre ainsi un hommage à l'homme philanthrope auquel nous devons de si grands bienfaits !

Tout ce que dit J.-J. Rousseau sur l'éducation et sur les soins qu'exige l'enfance des hommes est admirable de vérité. La seule difficulté gît dans l'application ; ses préceptes ont besoin d'être bien compris, et la plupart des personnes auxquelles ils pourraient être utiles, ou ne se donnent pas la peine de les lire et de les étudier, ou ne les comprennent pas : ils ont été presque toujours dénaturés. Puis un homme ne pouvait entrer dans certains détails nécessaires à leur exécution. N'ayant pas de guides, ou n'en ayant que de mauvais, chacun les a appliqués à sa guise : ces enseignements n'ont donc pas produit tout ce qu'on devait attendre d'eux. Aux femmes, je crois, appartient la tâche d'en expliquer et d'en répandre une partie ; car s'il n'entre pas dans leur mission d'embrasser dans son entière exécution le vaste plan d'éducation que Rousseau a livré au jugement des hommes et aux progrès des lumières, c'est à elles d'en préparer les bases. Elles doivent, en appréciant toute l'étendue de ce plan, s'en approprier la part qui leur appartient, dont l'importance, si l'on réfléchit bien, n'est pas moindre que celle qu'elles laissent à faire ; car les premières impressions que reçoit l'homme sont ineffaçables et forment en partie son cœur, son caractère et son corps.

Malgré l'admiration que je professe pour J.-J. Rousseau, je n'admets ni toutes ses doctrines, ni tous ses moyens. Ce grand homme, qui ne pouvait expérimenter tout ce qu'il professait, s'est laissé emporter à quelques exagérations, ou a avancé des choses difficiles à exécuter. Ainsi, lorsqu'il dit qu'on n'aura jamais besoin de punir les enfants si on les livre à leur propre jugement, et qu'il faut les faire marcher dans un pré pour éviter l'usage des bourrelets, il semble n'avoir pas songé au contact inévitable qu'ont les enfants avec les domestiques surtout, et d'autres personnes souvent très-imparfaites qui altèrent leur jugement naturel, et que l'on n'a pas dans toutes les saisons et partout des prés pour les faire marcher et éviter les chutes ; mais en pénétrant la profondeur des pensées qui ont dicté ces paroles, nous verrons qu'elles sont justes dans leurs bases, et ce n'est que par les détails d'application qu'elles pèchent. Réunissons donc nos efforts pour trouver des moyens d'exécution en conservant leur esprit.

Je crois qu'il en est ainsi d'une grande partie des leçons qu'on trouve dans Rousseau, dont le génie semble avoir planté des jalons pour servir de point de mire aux hommes qui veulent se laisser guider par ses leçons. Au surplus, on devra remarquer qu'il était nécessaire qu'il parlât comme il l'a fait à l'époque où il a écrit ; il fallait en quelque sorte briser les vitres et faire grand fracas, pour être écouté de tant d'oreilles habituées à d'autres sons ; et s'il n'avait pas fait révolte complète contre les abus enracinés qu'il voulait détruire, il n'eût pas été écouté. Travaillons donc à tirer tout le parti possible de cette révolution, à présent que le calme nous permet de juger les causes et les effets.

Explications sur la conduite de l'ouvrage.

La plupart des soins que réclame un enfant durent tout l'allaitement et commencent dans le premier mois. J'ai pensé qu'il serait plus clair de dire sur chaque sujet qui se présenterait tout ce qu'il comportait, bien que cela dût me conduire jusqu'à la fin de l'âge que je veux traiter. J'avais d'abord songé à faire une espèce d'almanach dans le genre de ceux que l'on fait pour le jardinage; mais je n'ai qu'une plante à soigner, et comme elle est la plus belle de la nature, elle est aussi la plus difficile : jai trouvé des obstacles; j'ai craint que ce mode ne m'entrainât dans des répétitions qui auraient amené de la confusion; j'ai renoncé à ce projet. J'ai donc classé chaque article par l'époque où son application commence.

Une des plus grandes difficultés lorsque l'on prend la plume, c'est d'être clair; et cette difficulté s'accroît encore dans les descriptions, surtout lorsqu'elles se tiennent et dérivent souvent les unes des autres. J'ai été obligée, en parlant de la mère, d'intercaler des choses qui concernent l'enfant ; je serai forcée, en parlant de l'enfant, d'en faire autant pour ce qui regarde la mère. On sera donc obligé quelquefois de parcourir entièrement la table détaillée que je placerai à la fin de l'ouvrage, pour trouver le chapitre qui contiendra l'article qu'on voudra lire. N'ayant point de titre positif à donner à chacun, je n'ai pu les classer par ordre alphabétique, mais suivre seulement leur classement naturel.

CHAPITRE II.

DE LA LAYETTE ET DU BERCEAU.

Du berceau. — De la housse du berceau.

Le berceau de l'enfant devra être placé sur un pied composé de quatre montants, élevés de manière à se trouver à la hauteur du lit de la mère. Ces montants seront écartés par la basé, afin d'avoir plus de solidité. Ce pied ne permettra pas de bercer; j'en dirai plus loin les raisons. Les berceaux d'osier me semblent préférables à tous les autres : ils sont légers, propres, commodes, et à bon marché. Je ne connais rien de plus gênant, tant pour la forme des paillassons, que par leur poids, que ces jolis berceaux en gondole, qui ne sont choisis que par luxe. Je n'aime pas les berceaux rembourrés dans tout leur pourtour; ils font du lit de l'enfant, lorsque les rideaux sont fermés, une espèce de boîte parfaitement close où l'air ne peut pénétrer; puis il peut s'introduire facilement dans les doublures des puces et même des punaises, qu'il est presque impossible d'en dénicher. Une jolie housse flottante de couleur, ou plutôt blanche : rien ne convient mieux à l'enfant que le blanc, symbole comme lui de l'innocence; cette réunion repose agréablement l'œil et la pensée, et renferme une charmante idée poétique. Est-il rien de plus joli qu'une petite figure rose et joufflue aperçue seule au milieu de tout un entourage de blanc?

Je voudrais que cette housse, retenue à moitié de la hauteur des côtés du berceau dans son intérieur, retombât en dehors flottante, afin de permettre à l'air de circuler sans néanmoins laisser pénétrer le vent. La tête du berceau sera également recouverte d'un rideau permettant, par son ampleur, de le fermer sur le devant. Pour l'été, une mousseline légère suffira bien et sera plus jolie; le but des rideaux, dans cette saison, est de garantir les enfants des mouches, qui les tourmentent cruellement dans leur sommeil, attirées par l'odeur de lait qu'exhale leur bouche, et dont leur jolie figure est souvent barbouillée. Pour l'hiver, une étoffe plus épaisse, telle que de la percale ou du basin, conviendra mieux. Cette enveloppe du berceau peut être faite avec autant d'élégance que de simplicité, et convient à toutes les fortunes. On peut en avoir plusieurs et tenir ainsi le berceau dans un état de propreté parfaite.

Pour que la housse puisse s'ôter et se remettre facilement, on l'attache dans l'intérieur du berceau avec de petits cordons, à la traverse qui se trouve à peu près à la moitié de la hauteur des côtés. Il faut que cette housse soit fendue dans la partie où sont placés les petits cercles qui forment la tête du berceau, afin qu'il puisse y avoir une partie tombante à l'intérieur et l'autre à l'extérieur, comme dans le reste du pourtour du berceau. On garnit également cette fente de cordons que l'on attache entre les cercles. Le rideau est taillé d'une forme assez difficile à décrire ; je dirai seulement qu'il y a une demi-lune sur le sommet. Tous les tapissiers indiqueront la manière de le tailler, si on était embarrassé.

Des paillassons.

A Paris, on a généralement l'habitude de coucher les enfants sur des paillassons remplis de balle d'avoine, ce qui convient parfaitement. Dans plusieurs villes de province où je suis allée, même dans les campagnes, on les couche sur de la plume. Je crois que c'est, de toutes les couches qu'on peut donner aux enfants, la moins convenable. D'abord la plume est trop douillette et trop chaude ; puis, souvent mouillée par les enfants, elle contracte une mauvaise odeur, et il serait trop coûteux de la changer toutes les fois que cela serait nécessaire. Alors le lit des enfants, loin d'être exempt de toute mauvaise odeur et d'offrir cet aspect de propreté désirable, devient infect ; l'enfant qui y repose contracte cette odeur, et sa santé peut en être altérée.

Le coucher se composera d'un premier paillasson de la grandeur du berceau, et dont on rentrera les coins en dedans comme on le fait aux matelas. On lui donnera la hauteur de 12 à 13 centimètres environ. On laissera sur la couture du côté une ouverture pour introduire la balle ; on la recoudra ensuite. Ce paillasson sera la base du lit. On en aura d'autres plus petits, carrés, de la largeur du lit : ceux-ci ne doivent pas être rentrés dans les coins ; on les remplira également de balle d'avoine, mais moins pleins que le premier. Pour les poser dans le berceau, en arrangeant celui de dessous, on chasse à la tête et aux pieds, de manière à former un creux vers le milieu du lit : ce creux est rempli par le petit paillasson. Ainsi placé, il rendra le lit parfaitement plat. Ce petit paillasson est destiné à ménager le grand, parce qu'il est toujours sali le premier et peut se vider et se laver plus facilement.

Je dirai plus loin le nombre de grands et de petits paillassons qu'il convient d'avoir. Ils peuvent être faits avec de la toile ou du calicot, mais toujours d'une parfaite blancheur.

De l'oreiller.

Il faut un petit oreiller de 40 centimètres carrés seulement ; s'il était plus grand, lorsqu'on poserait l'enfant dessus, la plume reviendrait de chaque côté et l'échaufferait trop : on doit toujours, en règle générale, écarter la chaleur de la tête d'un enfant ; puis il vaut mieux qu'il soit couché un peu à plat, ce qui facilite le développement de sa taille. Ce petit oreiller, de coutil blanc, sera revêtu d'une taie de toile plutôt que de calicot, toujours pour éviter la chaleur. Cette taie sera fermée au moyen de boutons. On laissera la toile d'un des côtés plus longue, de manière à pouvoir y faire un large ourlet pour placer les boutonnières. Ce large ourlet dépassera l'autre bord, également bordé d'un large ourlet destiné à recevoir les boutons de toute sa largeur. Les boutonnières seront faites en travers de l'ourlet ; autrement elles se déboutonneraient sans cesse. Les boutons seront placés à cinq centimètres les uns des autres environ.

Les couvertures du berceau peuvent se composer d'une couverture de laine (celles tricotées à la main, à carreaux, en grosse laine blanche, sont moelleuses et fort chaudes ; je les crois préférables aux autres), et d'une seconde couverture en molleton de coton. Je crois ces deux couvertures suffisantes en toutes saisons, à moins d'un froid extraordinaire, car l'enfant est toujours posé habillé dans son lit ; si on ne le trouvait pas assez couvert, on pourrait par moments y ajouter un lange.

Il faut aussi de petits draps. Un seul suffit à la fois, car on ne garnit pas le lit sur les paillassons, mais pour ranger les couvertures comme on le fait à un grand lit.

Piqués destinés à garantir les paillassons.

La balle d'avoine est assez coûteuse à Paris; il est quelquefois difficile de s'en procurer en province; de plus elle salit les langes lorsqu'elle est très-mouillée par l'enfant et qu'il reste très-longtemps dessus. J'ai employé, pour parer à ces légers inconvénients, des *piqués*, c'est-à-dire des morceaux de futaine pliés en double, formant un carré long de la largeur des petits paillassons, et un peu plus longs, au milieu desquels je mettais une couche de coton en poil, que j'y fixais au moyen de piqûres à grands carreaux. Le piqué se place sur le petit paillasson; quelques personnes qui les emploient mettent dessous un morceau de taffetas ciré, ou de toile imperméable, ce qui garantit absolument le paillasson; mais j'y trouve un inconvénient : l'urine ne pouvant pas être absorbée, l'enfant reste dans une grande humidité, ce qui est malsain. D'autres personnes remplacent les piqués par une peau de mouton apprêtée, et s'en louent : mais il me semble que cela doit se laver difficilement et sentir mauvais ; puis cette laine est bien chaude pour l'été. Je préférerais les piqués, qui peuvent se laver facilement, se mettre même à la lessive du moment qu'ils ont la moindre odeur. Leur usage vient du Midi, où l'on a senti l'inconvénient de coucher les enfants sur la plume, à cause de la chaleur.

Voilà, selon moi, tout ce qui doit composer le lit d'un enfant ; on pourra y apporter plus ou moins d'élégance ; j'engagerai toujours à conserver la plus grande simplicité : que la finesse du linge et son excessive blancheur soient les seules choses qui distinguent la fortune des parents. On peut garnir le rideau d'une frange, et orner les taies d'oreiller d'une petite broderie ou d'une garniture ; mais encore faudrait-il qu'elle fût bien basse, car elle pourrait être gênante.

Je vais à présent entrer dans les détails de la layette. Je donnerai pour les quantités des proportions moyennes qui pourront être dépassées ou diminuées selon la fortune des parents et la plus ou moins grande facilité que l'on a de faire blanchir et surtout sécher. A Paris, en particulier, le prix exorbitant du blanchissage et la difficulté que l'on a de le faire chez soi rendent cette dépense assez importante. J'indiquerai le moyen de blanchissage que j'employais.

En général, on couvre trop les enfants. Pendant un espace de temps après la publication des œuvres de Rousseau, on s'était jeté dans un excès contraire, et on les laissait presque nus; il faut éviter ces deux extrêmes. Tant que les enfants ne marchent pas, ils ont besoin d'être bien vêtus : ne pouvant pour ainsi dire faire aucun exercice, ils se refroidissent facilement ; cependant ils ont la circulation du sang beaucoup plus active que les adultes; il est par conséquent plus chaud : on voit rarement un enfant se plaindre du froid. Il faut prendre un juste milieu, qui est presque en toute chose le type de la raison.

Il y a deux manières d'habiller les enfants naissants pour qu'ils conservent cette liberté de mouvement, cette aisance que je considère comme très-favorables à leur développement, et qui y contribuent puissamment. L'une est employée par les Anglaises, et l'autre par quelques personnes seulement en France, où l'on a presque généralement conservé l'habitude de les emmaillotter fortement serrés et attachés de la tête aux pieds avec des épingles.

Manière de vêtir les enfants à l'anglaise.

L'usage anglais consiste d'abord dans l'emploi de grandes robes de laine blanche, qui dépassent la longueur des enfants de 50 centimètres au moins ; sur ces robes, on en met une seconde de la même grandeur, mais d'une étoffe plus légère. Elles sont fendues dans toute leur longueur par-derrière, et servent à la fois de langes et de brassières. Les chemises sont comme nos chemises de brassières, puis on leur met de petits triangles en laine, portant des cordons aux angles qui s'attachent autour de la ceinture de l'enfant, après y avoir placé également, au moyen de cordons, une couche semblable aux nôtres, pliée en mouchoir, et dont on tourne les deux pointes autour des jambes de l'enfant, au bas desquelles elles sont fixées par un double cordon. On relève ensuite la pointe du milieu de la couche et celle du triangle de laine entre les jambes de l'enfant, en passant ces pointes sous le lien qui attache la couche au bas du ventre : l'enfant peut donc être changé sans le déshabiller. On lui met aux pieds de petits chaussons comme ceux que nous employons lorsque nous mettons les enfants en robe. Les jupes des robes s'ouvrent pour poser l'enfant dans son berceau.

Les enfants ainsi vêtus sont parfaitement libres et tenus chaudement. Ce vêtement a l'avantage, étant fort large et seulement serré à la taille par une coulisse, de convenir aussi bien depuis la naissance jusqu'à l'époque où l'enfant le quitte le jour pour prendre des -robes courtes qui lui permettent de faire usage de ses jambes, et de ne point exiger l'emploi des épingles ; il est joli aussi par son ampleur et sa simplicité. Je le préfère beaucoup aux maillots serrés de la plupart de nos enfants, et il est incomparablement meilleur. Mais, malgré les avantages dont je viens de parler, je trouve à ce vêtement quelques inconvénients que je vais signaler.

D'abord ces longues et larges robes flottantes se salissent et se chiffonnent si facilement, que, pour tenir un enfant propre, il en faut un grand nombre. Elles sont assez coûteuses, surtout celles de flanelle, qui de plus deviennent promptement jaunes et prennent un air sale. D'un autre côté, le blanchissage et le repassage doivent en être fort dispendieux; car on ne peut se dispenser de les repasser, et les petits triangles de laine ne les garantissent pas toujours suffisamment. L'ampleur de ces robes les rend dangereuses pour le feu; elles peuvent facilement rester engagées dans les portes en les fermant, ce qui n'est pas sans danger. Elles sont embarrassantes pour la personne qui tient l'enfant, et je trouve que le buste d'un enfant est tellement faible à sa naissance, que s'il n'a pas besoin d'être serré, il a au moins celui d'être un peu soutenu par ses vêtements, ce qui le rend plus facile à tenir et peut éviter les dangers qui résulteraient d'un renversement en arrière. Je trouve aussi que l'ampleur même de ces robes engonce les enfants en leur remontant jusqu'au nez; puis il me semble que ces couches et cette flanelle passées entre leurs jambes peuvent les gêner. Il me paraît indispensable de placer l'enfant dans les deux premiers mois sur un oreiller, lorsqu'il est vêtu à l'anglaise; cependant j'ai vu des bonnes anglaises tenir avec beaucoup d'adresse des enfants ainsi vêtus: elles formaient un espèce de siége dont leur bras faisait le dossier. Je portais souvent mes enfants de cette façon. Toutefois, cette manière d'habiller les enfants a du bon, on ne peut le nier; mais elle est si éloignée de nos habitudes, de ce que nous voyons sans cesse, qu'elle pourrait en quelque sorte effrayer beaucoup de mères. J'en avais adopté une autre qui, tout en conservant les avantages de la méthode anglaise, est plus rapprochée de nos vieilles habitudes et me semble éviter une partie des inconvénients que je viens de citer; elle trouverait par conséquent moins d'opposition dans son adoption. Je vais entrer dans tous ses détails, donner les quantités dans lesquelles je pense qu'il est nécessaire d'avoir chaque objet qui la compose, et traiter de leur confection ainsi que de la manière de s'en servir.

Autre manière de vêtir les enfants.

L'habillement d'un enfant se compose de deux parties; l'une couvre le buste, et l'autre le reste du corps. Cette seconde partie, qui est la plus exposée à être salie, se change sans déranger l'autre. Nous commencerons par celle du buste.

Pour qu'un enfant soit bien habillé, ses vêtements doivent être proportionnés à sa taille; il faudra donc en avoir de plusieurs grandeurs, et néanmoins se résigner à le voir d'abord trop à l'aise, ensuite trop à l'étroit : sa croissance est si rapide! Mais ce ne sera pas sans joie que la maman verra les brassières devenir trop petites, preuve incontestable des progrès de son nourrisson. Dans une layette, il faut trois âges ou trois grandeurs pour les chemises et pour les brassières, ainsi partagés : de la naissance à deux mois, de deux mois à six mois, de six mois jusqu'à l'époque à laquelle on cessera de mettre l'enfant en lange la nuit, ce qui varie selon la saison et le plus ou moins de propreté qu'on aura pu obtenir de lui.

Des chemises.

Les petites chemises, à peu près de la forme habituelle, seront de toile ou de percale. Quoique la mode ait banni d'en faire les manches plus longues que celles des brassières, de manière à les retrousser sur celles-ci, je voudrais qu'on y revînt. On peut garnir ce bas de manche d'une petite dentelle qui se trouve placée sur la manche de la brassière lorsque celle de la chemise est relevée, ce qui est fort joli et laisse voir un gros bras rose et potelé qui prouve le bon état du nourrisson et sied beaucoup mieux qu'un poignet serré avec un bouton qui nous cache cette jolie vue, et est souvent mouillé et sali par l'enfant, qui porte la main

sans cesse à sa bouche. Si l'enfant naît au prin-
temps ou en été, ce qui permet de le laisser
sans fichu, on pourra garnir l'évidure de la
chemise d'une petite pèlerine plus basse devant et plus longue sur les épaules et derrière,
ornée d'une petite dentelle : cela va fort bien,
et est tout-à-fait joli. Il faudra proportionner
la longueur de la chemise à la grandeur de
l'enfant : elle doit tomber jusqu'au bas des
hanches , environ 9 centimètres. Les chemises du premier et du second âge doivent
seules être portées le jour ; il n'y a donc qu'elles
qui demandent un peu d'enjolivement.

Manière de tailler les chemises et les brassières.

Je ne taille pas les emmanchures des chemises ni des brassières comme on le fait généralement : pour les tailler, on plie son étoffe
presque en trois, puis on fend dans le pli en
ligne droite. Lors même que la manche est
montée, cette fente, par le moindre effort,
s'agrandit, et la manche se déchire ou se dé-
coud. Pour obvier à cela, en faisant la fente

je l'évide en rond par le bas et j'enlève un morceau d'étoffe, ce qui donne à l'emmanchure de la largeur pour le bras. Je taille de même les emmanchures des brassières et des petits tabliers qu'on fait porter plus tard aux enfants. Pour se bien figurer la forme que je viens de dépeindre, il suffit de regarder l'emmanchure d'une robe dont la manche est ôtée.

Je dois faire remarquer de suite que les enfants ont la poitrine plus étroite que le dos; il faut donc que chaque côté du dos soit plus large que la moitié du devant, d'autant plus qu'ils doivent se croiser.

Des brassières.

Il faut deux sortes de brassières : celles de dessus, et d'autres pour dessous. Celles de dessous pourront être en finette poilue d'un côté et lisse de l'autre. Si la saison était très-rigoureuse, il conviendrait d'en faire aussi de flanelle. Elles auront absolument la même forme que les chemises, seulement un peu plus larges, puisqu'elles doivent se mettre dessus, et les manches n'auront que la longueur du bras de l'enfant : lorsque la saison est froide, on mettra deux brassières de dessous.

Les brassières de dessus se font ordinairement en basin à petites raies, ou en jaconas façonné à petits dessins. Ces étoffes sont préférables à l'uni, elles sont moins salissantes. Il faut les brassières de dessus un peu plus larges que celles de finette. Lorsque les brassières et la chemise, qui se mettent ensemble, sont passées les unes dans les autres, elles ne doivent pas former un pli intérieurement. On pourra faire les manches de dessus à gigot, si telle est la mode, mais peu larges, car elles reviennent d'une manière fort peu gracieuse sur le nez des enfants.

Pendant l'hiver, il faudra de petits fichus en jaconas ou en mousseline : une pointe seulement suffit.

Des couches.

On est généralement dans l'usage de faire les couches des enfants avec de vieux draps. A moins que la nécessité d'une économie sévère n'y force, je n'y engagerai pas; et encore vaudrait-il mieux employer ce linge à tout autre usage dans la maison. La toile des vieux draps n'est plus blanche; il est impossible de lui rendre son premier éclat; elle est toujours fort serrée, et, quoique usée, trop ferme; elle se lave difficilement; enfin elle fait de vilaines couches et presque toujours d'une forme qui n'est pas convenable: elles sont trop étroites. Une couche doit être presque carrée, et la toile à drap coupée en deux les ferait trop courtes, si on ne les taillait beaucoup plus longues que larges. Je préfère beaucoup pour cet usage la toile de Bretagne en deux tiers (80 centimètres). Elle est d'une blancheur admirable qu'elle conserve jusqu'à la fin, se lave très-facilement, est souple, douce, bonne, et d'un prix très-modéré: selon moi, c'est la toile des enfants. 90 centimètres (trois quarts) de cette toile font une couche parfaite en tous points. Les miennes ont souvent fait l'envie des mamans et des nourrices qui en avaient en vieille toile.

Des langes.

Il faut des langes de trois espèces, deux qui se mettent dessous, un dessus. Je n'ai jamais employé de langes de laine; ils sont fort chers, deviennent promptement jaunes, se retirent beaucoup au lavage, sèchent difficilement, et roussissent à la moindre approche du feu. Je ne les crois pas du tout nécessaires; je donne la préférence aux langes de bon molleton de coton, qui sont très-chauds; d'ailleurs on peut y ajouter un lange de finette. Je n'en ai jamais employé d'autres.

Je donn eaux langes la longueur de 75 cent. (1j2 aune 1j2 quart). Ceux de finette peuvent être faits en finette poilue des deux côtés; elle est moins chère que la lisse: ils remplacent ceux de molleton de coton dans les grandes chaleurs, ou leur sont ajoutés lorsqu'il fait froid.

On borde les langes de molleton *à cheval* avec un ruban de fil d'environ un doigt de largeur, et ceux de finette également avec un ruban plus étroit, mais à plat. On aura le soin de mouiller le ruban avant de l'employer; sans cela, il se retire au lavage et fait goder l'étoffe.

Les langes de dessus doivent avoir 15 centimètres (un demi-quart) de plus que ceux de dessous; ils se font avec du basin, du jaconas façonné, ou, ce qui convient mieux, mais est cher, du piqué. Les étoffes unies ne conviennent pas; elles se salissent et se chiffonnent beaucoup plus que les autres et durent peu. Ils seront également bordés à plat avec du ruban de fil.

On peut orner les langes de dessus d'une garniture de mousseline festonnée; c'est fort joli, mais d'un entretien dispendieux.

De la coiffure.

On doit varier beaucoup les dimensions de la coiffure, car la rapidité avec laquelle grossit la tête d'un enfant est bien autre encore que celle de son corps; et il est mal coiffé dans un bonnet trop grand. Je la compose : 1° d'un petit calot à trois pièces, de toile très-fine ou de batiste, taillé de manière à ce qu'il des-

cende sur les oreilles : on peut garnir le devant d'une très-petite dentelle, d'une valen-
cienne surtout, cousue à plat; cela va fort bien
aux enfants; 2° d'un second calot de la même
forme, en finette, en calicot croisé, ou en flanelle légère, si la saison est très-froide;
3° d'un bonnet de dessus, dont la forme varie
selon la mode et le goût. Les bonnets à trois
pièces vont toujours mieux pour le premier
âge.

Le bonnet de dessus portera des coulisses
dans lesquelles on passera des cordons pour
le serrer derrière et pour l'attacher sous le
menton. Les calots n'en ont pas besoin; il
faut, comme je l'ai dit, faufiler les bonnets
ensemble pour le premier âge.

On vend chez les bonnetiers de petits calots
en tricot de laine ou de coton, qui, au premier
aspect, paraissent très-convenables pour remplacer ceux de dessous; mais ils sont très-in-
commodes : ils ne descendent pas sur les
oreilles; et si on veut les y faire descendre,
ils couvrent tout le front des enfants. Pour
s'en servir, il faudrait les évider par-devant.

On y vend aussi des brassières du même tricot, qui peuvent remplacer celles de finette. Elles ne sont pas taillées comme celles de dessus, et ne vont jamais aussi bien que celles que l'on fait soi-même.

Pour sortir l'enfant dans l'été, on l'enveloppera dans une pelisse blanche en étoffe légère, ayant un capuchon, et dont la jupe doit avoir 120 centimètres de longueur pour qu'elle dépasse les pieds. C'est ordinairement son vêtement de luxe. On en fait de fort ornées, de fort belles même, en mousseline brodée, doublée de soie rose si c'est une fille, bleue si c'est un garçon : n'oublions jamais la simplicité. L'hiver, on les fait en étoffe de laine doublée de soie et ouatées. On peut les garnir de fourrures et y mettre des manches qui, dans les premiers temps, ne servent pas ; mais lorsque l'enfant est en robe, alors ces longues pelisses forment une bonne douillette bien chaude. On y met une ceinture pour les attacher à la taille.

On peut mettre, pour la promenade, une petite capote : l'été elle garantira du soleil, l'hiver elle couvrira un peu la tête de l'enfant, S'il fait très-froid, on met le petit capuchon de la pelisse par-dessus la capote.

Voilà à peu près tout ce qui constitue la garde-robe d'un enfant jusqu'à l'époque où on le met en robe; cependant avant cela je leur faisais porter une petite chaussure. La manière dont je les emmaillotte laissant à leurs jambes une entière liberté, ils pourraient avoir froid aux pieds : je leur mettais donc de petits bas en laine; un peu plus tard, j'y ajoutais des chaussons; car mon principe, et je le répète, est toujours de tenir les pieds chauds et la tête fraîche.

Moyen d'éviter l'emploi des épingles.

Avant de passer aux détails que j'ai à donner pour habiller les enfants en robe, je vais expliquer comment je m'y suis prise pour bannir absolument de leur toilette les épingles, que je considère comme aussi dangereuses qu'incommodes.

Les chemises et les brassières ont de petites

coulisses à l'évidure, dans lesquelles je passe un petit ruban de fil ou un lacet. Aux brassières, je pose, à la moitié de la largeur du dos, deux cordons de fil un peu plus larges que celui des coulisses; l'un d'eux à trois doigts environ au dessous de la coulisse, l'autre à la même distance de l'ourlet du bas, ce qui laisse un espace un peu plus large entre les cordons. Ces cordons remplacent les épingles que l'on met ordinairement dans cet endroit pour tenir les brassières. D'abord ils se joignent; mais à mesure que l'enfant grossit, ils s'écartent; ce qui ne les empêche nullement de remplir leur but, au contraire, ils vont mieux. Je ne mets de cordons qu'à la brassière de dessus, et je croise celle de dessous, ainsi que la chemise. Pour la nuit, si on ne voulait pas mettre la brassière de dessus, alors on placerait des cordons à celle de dessous : ils ne seraient pas attachés lorsqu'on emploierait la première.

Les langes doivent également être munis de quatre cordons. Le premier, placé un doigt au dessous du bord sur le côté gauche, à l'*endroit du lange*, à la lisière ; le second, à 16 à 17 centimètres plus bas. Les deux autres, qui doivent y correspondre, se placent également à l'endroit, mais à 33 cent. de distance des deux premiers ; de façon que lorsque l'enfant est placé au milieu du lange et qu'on l'entoure avec, ces cordons se rencontrent dans le dos un peu sur le côté. D'abord, comme aux brassières, ils se joignent, puis s'écartent à mesure que l'enfant acquiert du volume. On peut mettre des cordons aux langes de dessous, par la même raison qu'aux brassières : la nuit on ne met pas toujours ceux de dessus.

Lorsqu'on aura pris l'habitude de l'emploi des cordons, on verra combien ils sont préférables aux épingles, que l'on perd ; dont on manque justement au moment où l'on en a besoin ; auxquelles on se pique sans cesse ; qui déchirent la partie de l'étoffe où elles sont placées, et, enfin, avec lesquelles on peut faire de fortes égratignures et même des blessures à l'enfant.

De l'âge auquel on doit mettre les enfants en robe.

L'âge de trois à quatre mois me paraît le plus

convenable pour mettre les enfants en robe. Avant cette époque, ils sont bien faibles et se soutiennent mal; d'ailleurs la manière dont je conseille de les habiller ne rend pas aussi pressant le besoin de les mettre en robe, que lorsqu'ils ne peuvent bouger.

Manière d'habiller les enfants en robe.

La première condition désirable dans les vêtements des enfants, est qu'ils y soient à l'aise et qu'ils n'entravent en aucune façon leur développement, qui est rapide et constant; il faut donc que ces vêtements soient larges, et de plus faciles à mettre et à ôter. Je bannis absolument les brassières ou les robes de dessous lacées, dans lesquelles les enfants sont toujours serrés, et qui sont longues à mettre. Lorsque l'époque de mettre mes enfants en robe était arrivée, je les habillais avec une petite robe de dessous en coton ou en laine tricotée, en flanelle, en finette, ou en calicot, selon la saison; un petit jupon et une robe de dessus non doublée. Pour les robes de dessous, celles tricotées me paraissent très-commodes, parce qu'elles sont étroites du haut, élastiques, remontent peu et ne bouffent pas. Je faisais ordinairement le corsage des robes de dessus plat devant et derrière, sans ceinture et boutonné, et quoiqu'il fût fort large, ces robes ne remontaient jamais autant que celles qui sont froncées : plus elles sont larges, moins elles remontent, parce que aussitôt qu'on ne tient plus l'enfant sous les bras, elles retombent d'elles-mêmes.

Comme les chemises de brassières ne viennent qu'aux hanches, j'avais de petits jupons ouverts par-derrière dans toute leur longueur, et qui avaient en haut une coulisse à laquelle je mettais sur le devant deux petits cordons placés à 14 à 16 centimètres, et un derrière. Ils correspondaient à d'autres cordons cousus à l'envers de la robe de dessous, à la hauteur de la taille. Ces cordons servaient à fixer le jupon, qui se serrait avec la coulisse. Le jupon tenait parfaitement et pouvait être changé sans déshabiller l'enfant, ce qui ne peut avoir lieu si on lui met des chemises longues.

Couches mises en culottes.

L'usage des couches mises en culottes est fort connu à Paris, et ne l'est presque pas en province. Cette manière de garnir l'enfant en robe est cependant fort commode. Pour placer ainsi les couches, on les plie en pointe; on pose le biais sous les reins de l'enfant ; on le prend ensuite pour l'attacher sur le bas-ventre; la pointe qui se trouve entre les jambes se relève en la passant sous la couche, à l'endroit où elle est attachée ; puis on roule les deux autres pointes autour des jambes, où elles sont retenues par les bas, qu'on relève par dessus, ce qui les retient fort bien.

A Paris, on met généralement une épingle pour attacher la couche devant, et c'est peut-être de toutes les places la plus dangereuse : j'avais cousu sur mes couches deux petits cordons qui la remplaçaient parfaitement. Lorsque mes enfants devenaient plus grands et étaient souvent à terre, j'ajoutais au milieu du biais de la couche un troisième cordon double, que je passais dans une petite boucle de ruban, placée à la robe de dessous, par-derrière; ce qui empêchait la couche de tomber.

Bavettes.

Lorsque les enfants bavent beaucoup, il est dangereux de leur laisser la poitrine mouillée; pour y obvier, on met ordinairement un gros mouchoir croisé sur leur poitrine, ou on le passe dans le cordon de leur bonnet, ce qui est gênant et vilain. J'avais pour cet usage de petites bavettes piquées, en coton, auxquelles je donnais absolument la forme d'un devant de cuirasse: elles descendaient jusqu'au bas de la taille de la robe. Aux deux coins de chaque épaulette était cousu un petit ruban formant une boucle, qui descendait également à la hauteur de la taille, par-derrière; au bas de chaque côté du devant, se trouvait un autre cordon qui allait s'attacher par-derrière, en passant dans les boucles, sur le dos de l'enfant; ce qui fixait parfaitement la bavette sur la poitrine. Ces petites bavettes étaient faites en toile ou en étoffe de coton blanche et façonnée, doublée en calicot; entre ces deux étoffes, je mettais une couche assez épaisse de coton en poil, que j'y fixais par des piqûres à petits carreaux. Ces bavettes sont fort peu coûteuses, se lavent facilement, remplissent parfaitement leur but, et sont même jolies : on peut, pour habiller l'enfant, en avoir quelques-unes garnies en dentelle.

Des étoffes de couleur pour vêtir les enfants au maillot.

Quelques personnes emploient des étoffes de couleur pour habiller les enfants au maillot, ordinairement par économie. A moins qu'on ne soit, par cette raison, réduit à employer des étoffes tout à fait brunes, sur lesquelles la saleté paraît réellement moins, quoiqu'elle y existe, je crois qu'on aura tort de le faire. Les étoffes fond blanc sont presque aussi salissantes que le blanc, et ont l'inconvénient de passer et de devenir fort laides, d'avoir alors l'air toujours malpropre; tandis que le blanc, pouvant supporter la lessive et les autres moyens d'enlever les taches, conserve son aspect de propreté jusqu'à la fin. Je pense donc qu'il n'y a aucune économie réelle à employer des étoffes de couleurs pâles.

Qu'on me pardonne ces nombreux détails ; on n'en saurait trop donner dans les descriptions. La plupart des livres élémentaires pèchent de ce côté, je l'ai moi-même éprouvé souvent ; je prie donc mes lectrices d'excuser quelques longueurs auxquelles je n'ai pu rien retrancher.

Je vais maintenant déterminer la quantité de chacun des objets qui doivent composer une layette : ce sera plutôt sur la qualité que sur la quantité qu'on pourra faire des économies ; pourtant il serait possible de réduire ces quantités et de tenir encore l'enfant très-propre, si l'on pouvait faire blanchir facilement. Augmenter le nombre serait superflu ; je donnerai d'ailleurs deux proportions.

Des quantités de chaque chose qui doit composer la layette.

Il faut songer, en faisant une layette pour son premier enfant, que c'est un fonds qui servira pour les autres ; car, jeunes femmes, demandez à Dieu d'être mères de plusieurs enfants ; songez à l'affreux malheur de perdre un enfant unique !... il vous jetterait dans un isolement d'autant plus horrible, que vous auriez goûté des jouissances incomparables que rien ne peut remplacer ; elles seraient perdues pour toujours !

BERCEAU.

Housses,	2
Rideaux,	2
Grands paillassons,	2
Petits paillassons,	4 à 6
Piqués,	6 à 8
Petits draps,	6 à 10

LAYETTE.

Couches, douzaines,	6 à 8
Langes de dessus,	12 à 18
Langes de molleton,	12 à 15
Langes de finette,	8 à 12

Premier âge, jusqu'à 2 mois.

Chemises,	8 à 12

Brassières de dessus,	8 à 12
Brassières de dessous,	6 à 8

Deuxième âge, de 2 mois à 6 mois.

Chemises,	8 à 12
Brassières de dessus,	6 à 8
Brassières de dessous,	6 à 8

Troisième âge, de 6 mois à 15 mois.

Chemises,	8 à 12
Brassières de dessus,	4 à 6
Brassières de dessous,	4 à 6

Coiffure renouvelée de 2 mois en 2 mois.

Bonnets de dessus,	4 à 6
Calots de toile,	6 à 8
Calots de finette, ou de flanelle,	4 à 6
Bavettes,	12 à 18

Des robes.

Si l'on fait porter aux enfants des robes de dessous en laine tricotées, trois ou quatre suffiront. Si elles sont en coton, il en faudra bien quatre à cinq; et si elles sont en calicot, huit à dix. Celles en coton se salissent plus vite. Quant aux robes de dessus, cela peut varier beaucoup; il est superflu d'en déterminer le nombre.

Je pense qu'il est toujours plus convenable de faire porter, en hiver même, aux petits enfants des robes non doublées et qui puissent se laver facilement. Les robes brunes ou de laine doublées contractent et répandent souvent une mauvaise odeur, parce qu'on est forcé de les faire porter longtemps aux enfants, par la difficulté de les laver et de les faire sécher. Ces sortes de robes, d'ailleurs, perdent promptement leur fraîcheur par un lavage réitéré; tandis qu'une robe blanche ou fond blanc se lave et se sèche très-facilement et à peu de frais, ce qui permet de les changer fréquemment.

Des tabliers.

Il faut aussi de petits tabliers dont les emmanchures doivent être taillées comme celles des brassières, et bordées à plat en ruban. Il est convenable d'y mettre de petites poches; d'abord c'est plus gentil, puis les enfants y serrent ce qu'ils ont dans les mains au lieu de le jeter çà et là, ce qui leur fait plaisir et est déjà un acheminement à l'ordre. Quelques personnes font des manches à ces tabliers, alors ce sont de véritables robes ; je ne sais quel avantage on y trouve, à moins que les enfants ne portent des robes de laine ou autres qui se lavent difficilement. Un tablier à manches, que l'on nomme *sarrau*, coûte presque aussi cher qu'une robe, est aussi long à laver et à repasser qu'une robe non doublée, et sied fort mal; tandis qu'un petit tablier blanc, sans manches, plus court que la robe, va bien, est joli, peut se renouveler souvent et évite les taches à la robe.

De la chaussure.

Je préférerai toujours les bas de laine pour la chaussure dans les saisons froides, et dans les grandes chaleurs je n'en mettrais pas du tout. Les bas de coton se salissent plus vite, se refroidissent aussitôt qu'ils sont mouillés, et alors s'ôtent très-difficilement. Dans les premiers âges, on met sur les bas ou sous les bas de petits chaussons tricotés en laine, qui peuvent se faire à la main, ou se vendent chez les bonnetiers; et lorsque l'enfant commence à marcher, on les remplace par de petits souliers lacés et couverts qui contiennent bien le pied sans le gêner. Les souliers découverts et à agrafes, outre qu'ils sont laids et vont mal, se déforment promptement. Dans les mauvais temps, pour sortir, les enfants sont très-bien chaussés avec de petits sabots bien légers. On les fixe au bas de la jambe avec trois petites bandes de cuir qui sont clouées au talon et se cousent à une autre petite lanière qui ceint la jambe et s'attache devant avec une agrafe. Les enfants qui commencent à marcher seuls marchent mieux avec des sabots qu'avec des souliers, et les sabots s'opposent à ce qu'ils se tordent la cheville en dedans; ce qui arrive quelquefois et est assez difficile à empêcher.

Tablier de taffetas ciré.

On devra aussi avoir un tablier de taffetas ciré, ou de toile imperméable, pour placer

sous une couche, sur les genoux de la personne qui fait la toilette de l'enfant; et sur
ceux de la maman, lorsqu'elle donne à téter.
Le taffetas ciré est fort cher et rarement bon.
J'engage à ne faire aucune économie dans cette
acquisition : un bon tablier peut durer tout un
allaitement; un mauvais, huit jours. Il faut,
si on le prend au mètre, le border avec soin
tout autour, faute de quoi il se déchirerait.

Petits objets de toilette.

Il faut aussi deux éponges : une très-fine
pour la figure, une autre plus grosse pour le
reste du corps; puis une brosse de chiendent,
ayant un côté dur et un côté mou; une petite
bouteille contenant de la poudre de lycopode,
et dont le goulot soit couvert avec un morceau
de parchemin percé de trous d'épingles; puis
un petit collier en perles de verre, de corail,
ou de ce que l'on nomme *des dents de loup*, qui
sont tout simplement de l'os ou de l'ivoire. Je
suis loin de leur attribuer la vertu qu'on leur
accorde, d'être un préservatif contre les con-

vulsions. La forme de ces prétendues dents est fort convenable, et elles sont jolies; c'est ce qui me les fait citer.

Séchoir.

J'avais pour faire sécher mes langes, car il est impossible pour ainsi dire de ne pas en faire sécher, et même des couches quand elles n'ont été que légèrement mouillées; j'avais, dis-je, un petit séchoir ainsi composé : deux montants de 70 centimètres de hauteur sur 2 centimètres carrés de grosseur, fixés à 44 centimètres l'un de l'autre sur une base un peu lourde, ayant 60 centimètres de longueur sur 8 à 10 centimètres carrés; sur les deux montants est fixée une légère traverse de 80 centimètres de longueur : le tout en bois. Je remplaçais avec ce petit séchoir le dos des chaises, sur lesquelles on met ordinairement à sécher les langes; ce qui est fort incommode; d'une part, le siége de la chaise gêne auprès du feu; de l'autre, la forme cintrée de son dos, qui est aussi trop étroit, ne permet pas au lange de sécher également partout.

Une layette composée comme je l'indique ici pourra suffire à plusieurs enfants successivement, et n'entraînera pas à une dépense très-élevée, surtout si la jeune femme qui en fera l'emplette fait elle-même les objets qui la composent; car les façons forment une grande partie de sa valeur. Elle trouvera dans ce travail une charmante occupation qui lui causera de véritables plaisirs : il est difficile de trouver un ouvrage d'aiguille plus agréable pour une femme. Elle sera tout à fait heureuse chaque fois qu'ayant terminé un petit bonnet, une brassière, elle pourra les montrer à sa mère ou à une amie. Il lui semblera déjà les voir occupés par l'être chéri qu'elle porte dans son sein, et qui lui rappelle si souvent, par ses mouvements impatients, qu'il faut s'occuper de lui. Elle anticipera ainsi sur des jouissances qui, différentes de toutes les autres de la vie, ne font que s'accroître par la possession. Admirable prévoyance de la providence !....

CHAPITRE III.

DES PREMIERS SOINS A DONNER AUX ENFANTS, ET DE L'ÉDUCATION QUI COMMENCE A LA NAISSANCE.

Je crois avoir prévu tout ce qui est nécessaire à un enfant pour l'habiller et le soigner. Nous allons retourner sur nos pas et nous occuper de lui personnellement, rattachant, autant que mon jugement et mon intelligence me le permettront, l'éducation morale à l'éducation physique. Déduisant, le plus possible, les raisons qui me guideront, de mon expérience et des lumières que j'ai acquises par la lecture, la méditation et la conversation d'hommes qui se sont occupés de ces matières, je ne donnerai jamais mon opinion comme précepte, mais seulement comme avis, toujours prête à recevoir les observations qu'une capacité supérieure et une plus grande expérience pourront me présenter.

Nous avons laissé le nouveau-né sortant du sein de sa mère et n'ayant encore reçu d'autre soin que celui de la ligature du cordon ; il faut revenir à lui et l'aider à entrer dans cette vie dont il vient de recevoir le présent, et qu'il commence par des cris lamentables presque continuels, précurseurs trop certains des traverses qu'il y trouvera.

Manière de laver l'enfant. — De la coiffure.

Hâtez-vous lentement ; la précipitation est une sorte d'entrave, lorsqu'on a à faire une chose dont on a peu d'habitude et qui demande de grands soins. On devra d'abord laver l'enfant dans un mélange d'eau et de vin tiède. Une grande cuvette longue, ou mieux encore, celle d'un bidet, est ce qu'il y a de plus commode. On commencera par laver la tête et la figure, le cou et les épaules avec une éponge, et on les essuiera avec soin ; on posera ensuite l'enfant dans la cuvette et on lui lavera le reste du corps. Il faudra lui ouvrir les mains, qu'il tient fermées, afin de les laver intérieurement. La matière dont il est couvert s'enlève difficilement; il ne faut donc pas craindre de le bien mouiller. En le sortant de la cuvette, on l'enveloppera dans une serviette chaude et on le prendra sur les genoux; on se placera devant le feu pour l'habiller, à moins qu'une chaleur excessive s'y oppose. On le coiffera, ce qui est l'affaire d'un instant, lorsque les bonnets ont été préparés comme je l'ai dit. Il est important de ne pas lui laisser refroidir la tête : les enfants naissants s'enrhument très-facilement, ce qui les fatigue et les gêne beaucoup pour téter. Ne pouvant que fort difficilement respirer par le nez, ils sont obligés de quitter et de reprendre le sein à chaque instant. Ils avalent de l'air, se fatiguent, peuvent faire mal à leur mère et lui causer des gerçures. On procédera ensuite au pansement du nombril.

Pansement du nombril.

On prendra le petit morceau de linge dont j'ai parlé au chapitre *couches*, on le doublera et on l'ouvrira au milieu pour faire passer le cordon dans le trou. Ce petit linge appliqué sur le ventre en sépare le cordon. On posera dessus la petite compresse, puis avec la bande on entourera le corps de l'enfant, sans trop la serrer, mais assez néanmoins pour qu'elle ne glisse pas ; on attachera la bande sur le côté avec une épingle un peu longue, ou même deux, en dirigeant la pointe vers le haut.

Habillement de l'enfant au moment de sa naissance.

La personne qui habille l'enfant pose le petit oreiller sur ses genoux et y place le buste du nouveau-né. On lui met d'abord ses brassières, préparées comme je l'ai dit ; avant de passer le bras dans les manches, il faudra faire rentrer son petit pouce dans sa main, qu'il tient fermée, pour éviter qu'il se rebrousse, ce qui pourrait le fouler et même le démettre. Les bras passés, on retourne l'enfant sur le ventre, en plaçant la figure de côté, afin qu'il puisse respirer librement, puis on attache les chemises et les brassières ; on le retourne de nouveau et on l'enlève sur le bras gauche en l'appuyant sur soi. On étend sur les genoux, avec la main droite, les langes également préparés ; on pose l'enfant au milieu, de manière que le lange arrive sous ses aisselles ; on prend la couche qui tombe du côté gauche de l'enfant, on la relève sur lui, puis on en fait autant de l'autre côté, en serrant un peu ; on procède ainsi pour chaque lange, et arrivé au dernier, on retourne encore l'enfant pour attacher le lange avec les cordons. On se gardera bien de forcer le pauvre petit à allonger les jambes ; il le fera seul plus tard. On se bornera à relever la couche en la pliant en dessous de ses pieds ; on en fait autant du lange de dessous, en laissant libre celui de dessus. Aussitôt que l'enfant sera assez fort pour qu'on puisse lui mettre de petits bas, on ne relèvera plus la couche ni les langes.

Toutes les femmes de la campagne ont l'habitude de mettre la couche et le lange de dessous sous la chemise, afin d'éviter que celle-ci soit mouillée ; je crois que c'est une mauvaise méthode, parce que le frottement des ourlets, qui se trouvent sous les aisselles, blesse les enfants, ce qui n'arrive que trop souvent par celui des emmanchures. Lorsque les enfants sont changés chaque fois qu'ils sont sales, la chemise n'est jamais mouillée; mais beaucoup de personnes, et toutes les paysannes, ne les changent que trois fois par jour, et point la nuit, ce que je considère comme très-fâcheux, car ils vivent dans une humidité et une malpropreté constantes. Il faut absolument abandonner cette mauvaise méthode. Je répète encore qu'il ne faut pas forcer les enfants à allonger les jambes en les enveloppant chacune dans un des côtés de la couche, et en serrant fortement les langes pour les contenir; cette contrainte doit être affreuse et très-nuisible au développement de l'enfant; il faut absolument l'abandonner. Il y a beaucoup de provinces, en France même, où, après avoir ainsi emmaillotté ces pauvres petits êtres, on les garrotte encore de la tête aux pieds avec une immense bande de toile qu'on roule autour d'eux, exactement comme on le faisait aux momies en Égypte. Ce détestable usage est contraire à toutes les lois de la nature, et doit nécessairement entraver sa marche. On peut dire qu'il est monstrueux, et je voudrais, pour en faire comprendre l'absurdité, la cruauté même, condamner les personnes qui le font subir à leurs enfants à le supporter pendant quelques heures seulement ; elles en auraient bientôt fait justice. N'est-il pas facile de comprendre qu'il doit être horrible pour ces pauvres petits, qui se remuaient en tous sens dans le sein de leur mère, de se sentir serrés, gênés, bridés, au moment même où il semblait qu'ils allaient jouir plus librement de cette liberté en entrant dans la vie? Cette méthode est barbare, et les mères éclairées qui habitent les contrées où elle est en pratique, doivent faire de grands efforts pour la détruire.

Si l'enfant est faible, ou sans cela, par précaution, il faut passer une petite bande de linge sur le cordon du bonnet qui se trouve sous le menton; en réunir les deux bouts et les attacher au lange, sur la poitrine de l'enfant, avec une épingle posée avec soin, pour empêcher sa tête de retomber en arrière lorsqu'on le soulève. Cette précaution n'est utile que dans les premiers jours. Il convient aussi, pour le tenir dans les premiers temps, de mettre le petit oreiller sur le bras et de poser dessus le buste de l'enfant.

Faire visiter la langue et les parties naturelles de l'enfant par l'accoucheur.

On ne doit pas oublier, avant que l'accoucheur ou la sage-femme quittent la maison, de leur faire visiter la langue de l'enfant, pour s'assurer qu'il n'a pas le filet. C'est une petite membrane qui existe sous la langue et est quelquefois trop étendue; elle en entrave le mouvement et peut empêcher l'enfant de téter: cette membrane doit être coupée. C'est une très-petite opération. Vingt-quatre heures après la naissance, si l'enfant ne s'était pas mouillé et sali, il faudrait le faire examiner par un médecin; les ouvertures naturelles pourraient être bouchées.

Poids de l'enfant naissant.

Le poids moyen d'un enfant naissant est de

trois kilogrammes; il en pèse rarement quatre; jamais il ne dépasse le poids de six. Les plus petits ne pèsent pas moins d'un kilogramme et demi.

Mettre l'enfant de suite dans son lit. — Habituer l'enfant à dormir au bruit de la maison.

Aussitôt qu'un enfant est habillé, on doit le placer dans son berceau : il a besoin de repos, et il faut qu'il apprenne en naissant que c'est là et non sur les genoux de sa mère qu'il doit en goûter. S'il était très-délicat, on pourrait le placer dans le lit de sa mère pour le réchauffer; mais je considère cela comme une exception, dont il faut bien se garder de lui faire contracter l'habitude. On ne prendra aucune précaution pour éviter le bruit pendant son sommeil; ce serait lui donner une fâcheuse susceptibilité. Le temps de son sommeil est le seul moment de liberté pour les personnes qui le soignent; loin de là, il deviendrait un temps d'esclavage pour tous les gens de la maison, si on l'habituait au silence.

Habituer l'enfant à rester la nuit dans son lit.

On doit bien se garder aussi de leur donner l'habitude de les promener pendant la nuit ; s'ils restent éveillés et pleurent même, il faut tâcher de les laisser dans leur berceau, s'ils n'ont aucun besoin ; s'assurer qu'ils ne sont point refroidis, ce qui arrive assez souvent dans le premier âge ; et si les cris deviennent trop forts, les prendre, les dorloter un peu sur les bras, et les remettre dans leur lit aussitôt qu'ils sont calmés. Il est bien autrement fatigant de promener un enfant la nuit que le jour, et toujours dangereux de s'exposer au froid que l'on peut éprouver en sortant du lit ; et, je le répète, c'est parfaitement inutile, à moins qu'il ne soit malade.

Manière de placer les enfants dans leur berceau.

La manière dont on couche les enfants est loin d'être indifférente. D'abord, en naissant, ils apportent des eaux glaireuses dans le gosier, et il faut qu'ils les rendent ; plus tard ils rejettent souvent et très-facilement l'excédant d'aliment qu'ils peuvent avoir dans l'estomac; enfin ils bavent. Il faut donc les coucher sur le côté, alors ce qui leur arrive dans la bouche s'écoule facilement; s'ils étaient sur le dos, ces matières resteraient dans la gorge, gêneraient beaucoup la respiration, et pourraient même leur causer des convulsions; ou bien ils seraient forcés de les avaler, ce qui ne doit pas être. On aura soin de ne pas leur laisser le bras sous eux; il s'engourdirait et leur causerait de la douleur à leur réveil. Il faut alterner le côté sur lequel on les couche; cela les délasse, convient au développement régulier de leur taille, et les habitue à coucher sur le cœur, ce qui est quelquefois fort gênant et même impossible à quelques adultes.

Première tentative pour faire téter l'enfant.

Si l'enfant criait beaucoup, on pourrait lui donner quelques gouttes d'eau sucrée tiède avant de le présenter au sein, mais avec ménagement, car il ne faut pas lui remplir l'estomac; et si l'on s'apercevait qu'il eût froid, il faudrait le chauffer, mais ne pas prendre pour guide sa petite figure et ses mains; elles doivent être presque froides s'il est bien portant. Il en est autrement de ses pieds, qui doivent être chauds. Au bout de six ou huit heures au plus, on le présentera au sein, et on mettra une grande patience et une grande persévérance à le lui faire prendre. J'ai vu des enfants rester une demi-heure et plus, avant de réussir; et ils sont souvent aussi longtemps à faire leur repas dans les premiers temps. Il faudrait tâcher d'éviter cela, parce que la maman se fatigue assise sur son séant. On pourra exciter un peu le nouveau-né en le cognant légèrement sur la tête, comme je l'ai déjà dit. On le présente au sein toutes les deux ou trois heures environ, à moins qu'il ne dorme; on doit respecter son sommeil. Cependant l'engorgement des seins de la mère peut forcer à le réveiller. Autant que possible, dès les premiers jours, il ne faut pas attendre qu'il crie pour lui donner à téter; qu'il apprenne déjà que les cris ne sont pas nécessaires pour témoigner ses besoins. Lorsqu'il s'éveille, il reste ordinairement un moment silencieux; il attend. C'est ce moment qu'il faut saisir pour lui donner la seule chose qu'il désire, le sein de sa mère.

Moment convenable pour changer l'enfant.

Lorsqu'il aura tété, on le changera; il serait infiniment mieux de le changer avant, parce que souvent il s'endort en tétant : mais tous les enfants n'ont pas la douceur et la patience nécessaires pour qu'on puisse le faire sans qu'ils se mettent en colère ; et comme il serait très-fâcheux qu'il pût croire qu'on lui donne à téter parce qu'il crie bien fort, il vaut mieux le changer après, ou dans un moment où il s'é-veille entre l'heure de ses repas. Il se salit sou-vent après avoir tété; mais nous aviserons au moyen de le rendre presque propre dans les premières semaines de sa naissance.

Soins de propreté à donner à l'enfant. — De la crasse de la tête des enfants.

Chaque fois qu'un enfant est changé, on

doit le laver, employer de l'eau un peu tiède et une éponge, et ne pas craindre de le bien mouiller. Pour le laver, on mettra le taffetas ciré entre sa couche et le lange, en relevant sous lui les coins propres de la couche, avec lesquels on l'essuie d'abord. Tous les matins on lui fait une toilette générale; on lui débarbouille la figure, le cou, les mains; on renouvelle la poudre de lycopode mise la veille dans les plis causés par son embonpoint; on brosse fortement la tête, dans les premiers temps avec la brosse douce, plus tard avec la dure, et il ne faut pas craindre d'appuyer. En l'habituant graduellement à cette friction, on empêchera de s'accumuler la crasse, qui couvre si souvent la tête des enfants de manière à leur faire une espèce de calotte, parce qu'à mesure qu'elle suintera on l'enlèvera, ce qui facilitera sa sortie plutôt que de s'y opposer, comme le croient beaucoup de personnes, qui considèrent comme une chose fâcheuse de voir la tête d'un enfant sans crasse. Elles ne se rendent pas compte de la cause qui fait qu'il n'y en a pas lorsqu'on leur brosse la tête avec soin. Quand on laisse cette crasse s'épaissir, elle s'oppose à la croissance des cheveux, et entraîne même souvent leur chute en se détachant. S'il en paraissait sur le front, ce qui n'arrivera pas si l'enfant est soigneusement débarbouillé, il faudrait faire jaillir dessus un peu de lait, frotter et essuyer avec un linge fin ; la crasse alors s'enlèvera très-facilement.

Il y a sur cette crasse de la tête des enfants beaucoup de préjugés établis : ainsi, la plupart des femmes sont convaincues qu'en l'enlevant, on provoquera la teigne ; que c'est une humeur qui se reportera ailleurs, etc. Les gens du peuple ont une espèce de vénération pour elle, au point que vous voyez souvent leurs enfants en avoir jusque sur les yeux.

Des premières selles de l'enfant.

Les premières selles d'un enfant sont une matière d'un brun foncé, appelée *méconium*, qui est le résultat de la nourriture qu'il recevait par le nombril dans le sein de sa mère. Cette matière est gluante et difficile à enlever de la peau de l'enfant. Il y a trois ou quatre selles de cette nature. Trente-six à quarante heures après la naissance, les excréments changent parce qu'ils sont formés de lait et par suite de l'action de l'estomac. Si l'enfant est bien portant et a bien digéré, ses excréments sont jaunes, parsemés de blanc et consistants, absolument comme des œufs brouillés; dans le cas contraire, ils sont d'un jaune verdâtre, quelquefois absolument verts, glaireux, ou très-liquides. Je dirai, en parlant des maladies et des indispositions des enfants, ce qu'il faut faire dans ce dernier cas; mais je dirai de suite que, loin de donner alors à chaque instant le sein à l'enfant qui crie, dans l'espérance qu'on a de le calmer, ce que font presque toutes les nourrices, on doit le lui donner le moins possible, afin de laisser reposer ses organes fatigués.

La différence de couleur dans les selles d'un enfant est le premier changement visible qui s'opère chez lui; c'est un pas de fait dans la vie; la jeune mère est déjà toute fière en songeant que c'est à elle qu'il le doit, et qu'après lui avoir donné le jour, elle lui donne encore la nourriture nécessaire à sa conservation.

Commencement de l'éducation morale.

Dans les premiers jours, un enfant n'a absolument besoin que de téter, de dormir, d'être changé et lavé. Ordinairement il ferme les yeux aussitôt qu'il a l'estomac plein, et ne les rouvre que pour le remplir. Dès cette époque, il faut le mettre dans son lit aussitôt que ses besoins sont satisfaits, et l'y laisser crier même, à moins que la violence et la durée de ses cris ne fassent penser qu'il est souffrant, ou qu'il a quelque nouveau besoin. Du premier mois dépend, je crois, presque entièrement l'habitude que prennent les enfants de rester tranquilles lorsqu'ils ont tout ce qu'il leur faut. On doit donc mettre tous ses soins à la leur faire contracter. Si vous cédez à ses premières volontés, qui ne sont pourtant pas dirigées par son intelligence, mais tout simplement par un instinct de domination inné chez l'homme et par une sorte de désir qu'on s'occupe de lui, vous en ferez un tyran qui vous rendra malheureux sans que cela lui profite. Soyez donc fermes dès les premiers jours de l'existence de vos enfants, pour leur bonheur, croyez-le bien, comme pour le vôtre, et ne craignez pas en cela de cesser d'être tendres. Votre tendresse bien entendue portera d'heureux fruits pour toujours. Cependant l'enfant très-jeune et délicat a besoin parfois de la chaleur de sa mère, et il est bon qu'elle le place par moments dans son lit à côté d'elle : cette douce chaleur suffit souvent pour apaiser ses cris ; mais il ne faut pas abuser de ce moyen, qui peut entraîner de graves inconvénients.

J'entends déjà des voix qui s'écrient : De la fermeté avec un enfant naissant ! supporter des cris dont on ne connaît souvent pas la cause sans chercher à les calmer !... Oui, si vous l'habituez à être pris dans vos bras sitôt qu'il crie, il criera chaque fois qu'il s'éveillera, parce qu'il préfère beaucoup être sur les genoux ou dans les bras, que dans son lit. Et pourquoi, dira-t-on aussi, ne pas lui donner une jouissance qu'on peut lui procurer à si peu de frais? Parce que cette jouissance n'est pas toujours nécessaire à son bien-être, et qu'elle perdrait promptement sa valeur par la satiété; vous lui en auriez fait une espèce de besoin, la fatigue qu'elle causerait s'opposerait bientôt à sa continuation, et alors vous seriez forcé de lui imposer une privation. Loin d'avoir ajouté à son bonheur, vous irriteriez ainsi son caractère par la violence qu'il mettrait à vouloir se faire obéir, lorsque vous ne le pourriez plus. Tandis que si vous l'habituez à rester dans son lit éveillé, il s'y trouvera aussi bien qu'autre part; vous vous épargnerez une grande fatigue et une perte de temps considérable, et lui éviterez un chagrin. Plus tard, à mesure qu'il grandira, nous lui donnerons de petits moyens de distraction qui occuperont ses moments de loisir; car la veille est pour un enfant ce que le repos est pour les grandes personnes : son travail, à lui, est de se nourrir et de dormir. Ils s'habituera à se suffire, autant que possible, à lui-même, et cela le rendra ingénieux à trouver des ressources dans son intelligence pour se distraire et se tirer d'affaire par ses propres moyens ; vous commencerez enfin à lui enseigner à se rendre aussi indépendant que l'état de société le permet dans le cercle de nos devoirs.

Des hernies.

Dans les premiers jours de sa naissance, si l'on apercevait aux parties sexuelles de l'enfant une grosseur qui ne paraîtrait pas naturelle, il faudrait la faire examiner par un médecin pour s'assurer si ce n'est pas une hernie. Les enfants en sont quelquefois atteints à leur naissance. On doit se conformer exactement au traitement indiqué par l'art, qui décidera si la hernie doit être traitée de suite, ou seulement lorsque l'enfant aura atteint un ou deux ans. On pourrait seulement alors lui faire porter un petit bandage de finette, que l'on trouve chez les sages-femmes et les bandagistes, qui, s'il ne pouvait opérer la guérison, contiendrait au moins la hernie, dont la sortie met toujours l'enfant dans un état de souffrance très-pénible. C'est au médecin à indiquer la manière de placer ce petit bandage. Le même accident se présente aussi au nombril, et peut être traité avec succès , même au maillot ; c'est au médecin de juger le mal et d'indiquer les moyens de guérison.

Il est rare, lorsque les hernies sont traitées dans l'enfance, qu'elles ne se guérissent pas ; il est donc fort important qu'on y apporte tous les soins possibles : chez un adulte, c'est un mal incurable. Je ne pense pas qu'elles doivent empêcher de baigner les enfants dans l'eau tiède ; pendant la durée du bain, au contraire, l'eau contient la hernie.

Chute du cordon.

Quatre ou cinq jours, huit au plus, après la naissance, la portion du cordon restée attachée au nombril se détache. Avant cette époque, on aura soin de défaire de temps en temps la bande pour s'assurer que rien n'est dérangé. Lorsque la bande sera défaite, il sera facile de reconnaître si la portion du cordon qui doit tomber est détachée ; il suffira de toucher doucement les linges qui l'enveloppent et qui alors remueront. S'il y avait quelques petits boutons ou un peu de rougeur, on lavera avec de l'eau de guimauve : on conservera quelques jours encore une petite bande pour éviter le frottement.

Réflexions.

Le cordon tombé, voilà l'homme libre, entièrement débarrassé de tous les signes de la dépendance absolue où il était de sa mère lorsqu'elle le portait dans son sein ; ne pouvant néanmoins ni se nourrir, ni satisfaire le moindre de ses besoins, ni changer de place sans son secours ; mais cherchant déjà à imposer sa volonté, à établir sa domination, à mettre à profit cette liberté naturelle dont Dieu lui fit présent : bien plus, à en mesuser ! la liberté naturelle, principe vrai, mais fatal par la fausse application qu'on lui donne ! L'homme, arrivé à l'âge où il peut se suffire à lui-même, n'est pas plus libre qu'il ne l'était à son berceau ; sa liberté est circonscrite dans le cercle de ses devoirs, comme elle l'était dans celui de ses forces. Malheur à lui s'il le franchit, car il la perd et s'enchaîne lui-même par sa conscience, chaîne mille fois plus pesante que toutes celles que pourraient lui imposer ses semblables, et qui serait même insupportable, si l'incommensurable bonté de Dieu ne lui présentait le pardon pour l'avenir ! Réunissons donc tous nos soins, employons toute notre raison à lui faire comprendre, dès son bas âge, cette grande vérité si admirablement rendue par ces simples paroles évangéliques : *Ne fais jamais à autrui ce que tu ne voudrais pas qu'on te fît à toi-même.....* Oui ! c'est au berceau qu'il faut que l'homme apprenne à sentir, à comprendre ces sublimes paroles qui renferment toute la morale divine ; elles doivent lui servir de guide depuis sa naissance jusqu'à la mort : ce sera le plus sûr moyen d'assurer son bonheur.

Emploi du collier et de la poudre de lycopode.

Au chapitre de la layette, j'ai parlé d'un

petit collier ; il est destiné à empêcher les chairs du cou de s'échauffer par le contact, dans les plis qui viennent promptement parer un nourrisson bien portant. Des plis de la même nature se forment aux cuisses, dans l'aine et aux bras des enfants. Tous les jours, en faisant leur toilette, on aura le soin de laver l'intérieur de ces plis, dans lesquels un petit suintement causé par l'échauffement de la peau répand une mauvaise odeur et contribue à l'enflammer encore. Après avoir bien essuyé, on mettra de la poudre de lycopode en secouant la petite bouteille dont j'ai parlé.

De l'avantage de régler la nourriture de l'enfant.

Dans le premier mois, il faut songer à régler la nourriture d'un enfant. Je n'entends pas dire par là qu'il soit nécessaire de fixer précisément les heures auxquelles il doit téter, bien qu'il convienne de les régulariser ; mais je pense qu'il ne faut lui donner à téter que lorsqu'il a faim. La plupart, pour ne pas dire toutes les nourrices, donnent presque sans cesse et sans raison le sein à leur nourrisson. Cette habitude est mauvaise à tous égards : d'abord elle fatigue la mère, est absolument inutile et même nuisible à l'enfant ; ensuite elle lui cause des vomissements continuels, qui n'ont pas seulement l'inconvénient de salir ses vêtements et ceux de la personne qui le porte, de leur faire contracter une odeur détestable et d'être dégoûtants à la vue, mais, ce qui est pis, de fatiguer son estomac par les convulsions qu'il éprouve ; car la nature emploie ce moyen violent pour le débarrasser d'une surabondance de nourriture qui lui serait évidemment nuisible. Un enfant ne doit pas téter plus souvent que toutes les deux ou trois heures ; il faut même prolonger ces intervalles au fur et à mesure qu'il grandit, et chercher à faire cadrer ces distances avec les petites soupes ou autre nourriture qu'on lui donnera.

Un enfant, habitué dès sa naissance à ne téter que lorsqu'il a réellement besoin, ne fait plus un jouet du sein de sa mère, lorsqu'elle le lui offre. Il le reçoit avec bonheur et reconnaissance, le saisit avec avidité et prend sans interruption le bon repas dont il a besoin et qui lui profitera. Lorsqu'il est satisfait, il s'endort ou s'amuse plus paisiblement que s'il avait contracté la mauvaise habitude de téter selon son caprice. Sa mère alors a quelques moments de loisir et peut se livrer au repos, si nécessaire à sa santé, ou vaquer à ses affaires pendant le temps qu'il peut se passer d'elle. Son lait a le temps d'acquérir toutes les qualités qui lui sont nécessaires pour être bien élaboré. Le moment de donner à téter est alors aussi agréable et utile pour elle que pour son élève; car elle sent la nécessité de se débarrasser de l'ample provision qu'elle a faite pour lui. Elle le fait sans douleur et avec bien moins de chance d'en éprouver du mal; le lait venant en abondance, l'enfant ne tiraille pas le sein, ne cherche point à le mordiller, à le meurtrir, et la mère peut le soustraire plus promptement à l'influence de l'air, souvent nuisible, toujours à craindre. Enfin cette circonspection et ce discernement apportés dans l'allaitement d'un enfant sont aussi profitables à lui qu'à sa mère, commencent à lui faire comprendre qu'il faut manger pour vivre, et non vivre pour manger, et que le plus sûr moyen de bien savourer le plaisir que l'on trouve à satisfaire ce premier besoin de la nature, est de ne le prendre que lorsqu'il est devenu nécessaire.

Réflexions.

Ne pensez pas que ces précieuses leçons soient inutiles à l'âge où je prétends qu'on les commence. Les principes que nous devons inculquer à nos enfants doivent en quelque sorte faire partie de leur nature, et le meilleur moyen d'atteindre ce but, est de chercher ces leçons dans les besoins mêmes de la nature et de les mettre en pratique dès le berceau.

Engorgement des seins des enfants.

Quelques jours après la naissance, il arrive quelquefois que les enfants ont du lait dans leurs petits seins, qui deviennent alors si durs

qu'ils en sont brillants, rouges et fort douloureux. Pour les débarrasser plus vite de cet engorgement, qui pourrait leur donner la fièvre
et même amener quelque chose de plus grave,
comme un abcès, on appliquera des cataplasmes : vingt-quatre heures après, il n'y paraîtra
plus.

De l'emploi des bains, et de l'époque à laquelle on doit les
commencer.

A l'âge de quinze jours ou trois semaines
si la saison est favorable, un peu plus tard si
elle ne l'est pas, il faudra songer à baigner
notre élève. Cet usage commence à se répandre
un peu dans les classes aisées de la société en
France. Nous devons cet exemple à l'Angleterre. Si nous voulons reporter nos yeux plus
loin, nous verrons que les anciens faisaient un
fréquent usage des bains pour eux et pour leurs
enfants. C'est un des plus puissants auxiliaires
que l'on puisse donner au développement de la
nature, et l'un des meilleurs préservatifs et
des plus efficaces remèdes pour la plupart des

maladies des enfants, qui sont presque toutes causées par un excès de vie, et par conséquent inflammatoires. Les bains sont le remède de la nature, et loin d'affaiblir, comme on le croit généralement, lorsqu'ils ne sont pas pris trop chauds, ils fortifient et aident au développement en détendant les muscles et la peau. De plus, ils offrent aux enfants un grand amusement; car on peut remarquer que les enfants sont toujours joyeux dans l'eau. Il est bon d'employer un thermomètre pour déterminer la chaleur du bain, qu'on juge d'une manière fort inexacte avec la main, qui, lorsqu'elle est chaude trouve le bain froid, et lorsqu'elle est froide le trouve chaud. On mettra l'eau à 30 ou 32 degrés centigrades, et on essaiera d'abaisser cette chaleur à 25 degrés graduellement, si l'enfant ne crie pas et ne s'enrhume pas.

On commencera par le baigner jusqu'au nombril : la cuvette d'un bidet est parfaitement convenable pour les premiers jours; plus tard, on la remplacera par une petite baignoire. On ne le laissera dans les premiers temps que quelques minutes dans l'eau ; on augmentera la durée du bain peu à peu, et l'on élèvera aussi graduellement la hauteur de l'eau. Il n'est pas nécessaire de le baigner tous les jours, à moins d'un état de maladie qui l'exige : non pas que je pense que cela puisse lui être nuisible, mais ce soin demande du temps et de la peine et n'est pas indispensable. On tiendra l'enfant dans le bain sous les bras lorsqu'il sera tout petit, puis ensuite on lui passera sous les aisselles une couche que l'on nouera derrière son dos et par laquelle on le tiendra d'abord ; plus tard, on attachera cette couche à la poignée qui se trouve à la tête de la petite baignoire : alors il se tiendra tout seul ; mais il ne faut jamais le quitter, parce qu'il pourrait tomber la figure dans l'eau, et il serait asphyxié dans un instant. On le mettra d'abord dans l'eau avec sa brassière ; mais à mesure qu'il grandira et qu'on élèvera la hauteur de l'eau, on la remplacera par une brassière de flanelle. La laine se refroidit moins que toute autre étoffe lorsqu'elle est mouillée, et n'adhère pas à la peau ; par cette raison elle est très-facile à ôter. On remplacera son bonnet par un calot de flanelle.

Lorsqu'un enfant a pris l'habitude du bain, on peut l'y laisser une heure, deux heures même dans les grandes chaleurs, s'il s'y trouve bien ; mais alors on entretiendra la chaleur du bain au moyen d'une addition d'eau chaude, versée avec beaucoup de précaution pour éviter de brûler l'enfant.

Les enfants trouvent ordinairement un grand plaisir à barboter dans l'eau, ils la frappent de leurs mains et en jettent de tous côtés ; on les baignera donc dans une chambre que cela ne puisse pas gâter : dans le cas contraire, on mettra une grande toile cirée autour de la baignoire plutôt que de les priver de leurs jeux, qu'on doit modérer cependant, car il faut qu'ils apprennent de bonne heure que l'état de société leur imposera toute la vie une sorte de gêne absolument nécessaire au maintien de l'ordre et des mœurs.

Des bains émollients.

Lorsqu'il y a nécessité de rendre les bains

plus émollients que l'eau naturelle, on peut y ajouter du son ; voici comment on procède. On met dans un chaudron une partie seulement de l'eau nécessaire au bain, puis on y ajoute le son : un litre pour un bain, deux tout au plus sont suffisants. On fait faire quelques bouillons, puis on verse le reste de l'eau, qui alors n'a pas besoin de bouillir avec le son. On peut faire servir un bain à l'eau de son deux fois, si on baigne l'enfant tous les jours ; il serait à craindre qu'il ne s'aigrît si on le gardait plus longtemps : il pourrait alors causer à l'enfant l'effet contraire à celui qu'on en attend.

Précautions à prendre pour sortir un enfant du bain.

Pour sortir un enfant du bain, surtout si la saison est froide, il faut faire chauffer une grande nappe, la poser sur les genoux et envelopper rapidement l'enfant. Une nappe ouvrée, grosse et vieille, est ce qui convient le mieux, parce que l'épaisseur de ce linge lui fait conserver sa chaleur plus longtemps, et comme il est très-moelleux, il absorbe facilement l'humidité. Il faudrait, autant que possible, baigner un enfant avant le sommeil de la journée, le faire manger ou téter en sortant de l'eau, puis le coucher. Lorsqu'un enfant sort du bain, il est ordinairement fort calme, il dort paisiblement ; puis la petite moiteur qui accompagne ordinairement le sommeil perpétue l'effet du bain, enfin les pores se ferment ainsi graduellement. On ne peut mettre un enfant dans l'eau qu'une heure environ après qu'il a tété, et une heure et demie à deux heures après un repas plus solide ; si, pendant qu'il est au bain, il éprouvait le besoin pressant de téter ou de manger, on pourrait le satisfaire, mais il faudrait le retirer aussitôt qu'il aurait fini.

Il est très-important qu'un enfant n'éprouve pas de froid en sortant du bain : comme je l'ai déjà dit, les pores sont ouverts, ce qui le rend très-sensible à l'air ; il s'enrhume très-facilement, ou quelquefois une réaction peut avoir lieu sur les intestins et y causer de l'irritation. Il ne faut donc jamais baigner les enfants sans précautions, à moins qu'une grande chaleur permette de n'en prendre aucune. Dans l'été, il est bon de les baigner tous les jours. L'hiver ne doit pas suspendre l'usage des bains ; ils peuvent être moins fréquents et accompagnés de plus de soins ; par exemple, il convient de faire chauffer les vêtements de l'enfant.

Paniers à chauffer le linge.

On fait dans le Limousin et dans l'Angoumois une espèce de paniers en paille roulée et contenue par de petites lanières de châtaignier, comme on fait les ruches ; ils sont sans fond et forment un gros ventre vers le haut qui est fermé par un couvercle; celui-ci ne tient pas au panier et s'ajuste comme le couvercle d'une soupière. Au milieu de ce ventre se trouve un petit grillage en bois sur lequel on dépose les objets qu'on veut faire chauffer, après l'avoir garni toutefois d'un mauvais morceau de linge dont le sort est de roussir. On pose un petit fourneau garni de feu par terre et le panier pardessus; comme il est sans fond, le fourneau n'y touche d'aucune part. Le tissu de ce panier étant épais et très-serré, il conserve parfaitement la chaleur. Il est impossible de trouver un meuble plus convenable et plus commode que ces paniers pour chauffer du linge. Cependant on peut les remplacer assez bien au moyen d'une boîte carrée et conique dont on met la base en haut, et au milieu de laquelle on place le grillage en bois. Le couvercle, au lieu d'entrer comme celui du panier, la recouvre. On place également un petit fourneau dessous. Ces boîtes sont moins closes que les paniers, mais infiniment préférables aux grands paniers en osier dont on se sert à Paris.

Les fourneaux qui conviennent le mieux pour mettre sous les paniers, sont de petits fourneaux en fer semblables à ceux sur lesquels on brûle le café; comme ils ont une porte, on peut modérer le feu à volonté.

Du moment favorable pour faire sortir l'enfant, et des soins à prendre lors des premières sorties.

A l'âge de dix à quinze jours, on peut commencer à sortir un enfant si la saison est belle; mais un peu plus tard si c'est dans l'hiver.

Cependant il ne faudrait pas que la crainte du froid empêchât trop longtemps de lui faire prendre l'air qui lui est absolument nécessaire. Puisqu'il naît aussi bien en hiver qu'en été, c'est qu'il peut supporter la rigueur de la saison; mais on l'enveloppera selon que l'exigera la température, tout en permettant à l'air de frapper un peu sur son visage. S'il fait froid, on choisira un beau jour et l'heure de midi pour les premières fois; puis il faut l'habituer peu à peu à supporter le froid comme le chaud; il est bon cependant d'éviter, lorsque les enfants sont très-petits, de les exposer le soir à la rosée.

La personne chargée de porter le nouveau-né mettra le petit oreiller du berceau sur son bras et le couchera dessus. Les enfants dorment presque toujours lorsqu'ils sont dehors, et sont infiniment mieux tenus ainsi. S'il fait froid, le petit oreiller le garantira; s'il fait chaud, il le préservera de la chaleur du bras et du corps de la personne qui le porte. Un enfant doit sortir presque tous les jours, à moins d'un empêchement absolu.

Du développement de l'organe de la vue.

Trente à trente-cinq jours après la naissance, un enfant commence à fixer les objets et à les distinguer; les couleurs vives attirent ses regards, ainsi que le mouvement; mais bien avant cette époque il aperçoit la lumière qui agit, même aussitôt sa naissance, sur l'organe de la vue, quoiqu'il ne soit pas encore assez développé pour distinguer les .formes. Il est très-important de placer son berceau en face du jour, de manière que ses yeux reçoivent également les rayons lumineux qui contribuent au développement de ces organes; car si ce développement ne se fait pas également dans chaque œil, il est à craindre qu'il n'y en ait un plus faible que l'autre, et que même l'enfant ne devienne louche. Si vous le placez en face du jour, vous le verrez continuellement fixer la lumière; il ne faut pas craindre qu'elle fatigue sa vue, seulement le soleil ne doit pas frapper sur ses yeux. Voir le jour est déjà pour lui une sorte de distraction, et il restera bien plus tranquille dans son lit s'il l'aperçoit bien. Aussitôt qu'il distinguera les couleurs et les objets, on pourra commencer à lui donner les moyens de s'amuser seul et le tenir ainsi plus longtemps heureux dans son lit; pour cela, on suspendra à la tête de son berceau, en avant, quelques petits morceaux de bois et de chiffons de diverses couleurs; il se réjouira et s'occupera beaucoup de cette vue; vous le verrez sourire, s'ébattre, pousser des cris de joie, d'autant plus que la manière dont j'emmaillotte les enfants ne gênant en rien leurs mouvements, ils sont libres d'en faire à leur guise. Ils impriment alors un petit balancement qui fait remuer les objets suspendus, et leur joie en est encore excitée. Ce que les enfants veulent en jouant, c'est d'user de leurs facultés. Dans ce petit divertissement, ils emploient toutes celles dont ils peuvent alors faire usage; ils sont contents. J'ai vu des enfants rester quelquefois deux heures occupés de cette façon, et témoigner par des éclats de voix le plaisir qu'ils y prenaient. On remplace cela plus tard en les mettant à terre sur un tapis, comme je le dirai plus loin.

De la vaccine.

Lorsqu'un enfant a atteint six semaines, il faut songer à le faire vacciner. Plus cette petite et importante opération est faite de bonne heure, moins elle le fatigue; dans tous les cas, elle ne peut causer tout au plus qu'un léger accès de fièvre qui dure vingt-quatre heures; cette considération ne doit pas arrêter. Si c'est une fille, il faudra placer le vaccin tout à fait en haut du bras, et en travers, pour que la cicatrice ne paraisse pas lorsqu'elle sera en manches courtes; bien que cette marque soit très-légère, elle interromperait la parfaite égalité de la peau, qui est une de ses beautés. Trois piqûres à chaque bras suffisent. Si ce n'est pas un médecin qui vaccine, il faut engager la personne qui s'en charge, à introduire le virus seulement sous l'épiderme, parce que si l'on pique plus avant, il sort une petite gouttelette de sang qui peut entraîner le virus, et la vaccine est moins certaine.

Il ne faut pas craindre, en vaccinant un enfant, de lui communiquer des maladies qui appartiendraient au sujet qui fournit le virus, à moins qu'il ne soit atteint d'une maladie contagieuse, que son approche ou le toucher de la personne qui vaccine pourrait communiquer. Le virus lui-même n'entraîne avec lui que son action; néanmoins, comme le vaccin pris sur un joli bras bien potelé et bien blanc inspire plus de confiance, on fera bien de choisir un beau sujet. Mais, je le répète, on ne doit point concevoir de craintes, si l'on était forcé de le prendre sur un sujet maladif ; il y en aurait de plus vives à avoir si on laissait l'enfant sans vaccin. Je parlerais plus longuement de l'utilité de la vaccine, si je ne m'adressais à une classe de la société pour laquelle elle est devenue évidente.

Moyen de subvenir au défaut de lait de la maman.

Jusqu'à l'âge de deux mois, il est rare que le lait d'une femme ne suffise pas à la nourriture de son enfant; cependant la délicatesse des femmes de la ville les force quelquefois à avoir recours, avant cette époque, à une autre alimentation. Il ne faut pas s'effrayer de ce léger obstacle ; on a tant de moyens d'y parer sans le moindre inconvénient ! Il suffira de préparer pour l'enfant une petite nourriture qui, si elle est donnée à propos et appropriée à ses facultés digestives, ne le fatiguera pas du tout et tiendra parfaitement lieu du lait qui manquera à sa nourrice. Dans les premiers jours où le besoin s'en fera sentir, on pourra lui faire boire deux ou trois fois par jour un peu de lait coupé avec de l'eau d'orge et légèrement sucré : le lait doit toujours être donné cru ; en bouillant, il perd des qualités qui conviennent à l'estomac des enfants ; plus tard, on y substituera de petites soupes très-claires. Pour le faire boire, comme il ne sait que sucer, on peut employer un biberon, ou un petit vase très-commode, au moyen duquel les enfants boivent très-bien. On le fait ordinairement en argent ; il a la forme d'un saucier sans anse : on y dépose la boisson, on couche l'enfant sur les genoux de la personne qui doit le faire boire, le buste un peu plus haut que le reste du corps, à peu près dans la position qu'il a

pour téter; on couvre ses mains d'une serviette qu'on fait passer sous son menton, parce
qu'il pourrait, en agitant ses bras, renverser
la boisson ; on présente le bec du vase à sa
bouche, et il boit avec une grande facilité. Ce
vase est également convenable pour faire
prendre à l'enfant ses premières petites soupes. Pour le faire boire au biberon, on emploie ordinairement une petite éponge fine
taillée à peu près dans la forme du mamelon;
on y passe un gros fil pour la tenir au goulot
d'une fiole dans lequel on la place, après y
avoir versé le liquide. L'enfant tète assez bien
cette éponge ; mais elle a l'inconvénient d'être
très-molle, et le lait arrive avec trop d'abondance ; puis, comme il est difficile de la tenir
propre, elle contracte toujours une odeur
d'aigre.

Il y a des biberons beaucoup plus convenables à tous égards, mais qui sont un peu plus
coûteux; ce sont ceux de Mme Breton, sage-
femme, qui a inventé les bouts artificiels en
pis de vaches ; j'en ai déjà parlé. Elle emploie
pour ses biberons le même procédé. Elle fait

adapter les pis à des bouchons de cristal faits exprès, qui se placent sur des bouteilles également en cristal fort épais : les enfants boivent facilement avec ces biberons ; mais je crois que lorsqu'ils ne doivent pas être nourris entièrement par ce moyen artificiel, il vaut mieux les faire boire avec le petit saucier.

De la première alimentation des enfants.

Lorsqu'on commence à faire manger un enfant, on lui donne ordinairement de la bouillie fort épaisse et mal cuite ; je crois que c'est de tous les aliments le plus mauvais qu'on puisse choisir pour de pauvres petits êtres, dont les facultés digestives sont à peine développées et destinées seulement à digérer des liquides. Cette masse sans levain, qui ne reçoit point la préparation de la mastication, arrive dans leur estomac et y passe la plupart du temps presque sans être digérée ; elle y cause souvent de tels ravages qu'ils se manifestent par des convulsions. Mais cet aliment est facile à préparer; on se laisse aller à cette commodité, souvent sans réflexions ; on fait ce que l'on a vu faire.

Chacun sait que d'un temps immémorial la bouillie a été adoptée pour la nourriture des enfants à la mamelle. Je pense qu'on doit proscrire absolument l'emploi de cet aliment, et si l'on voulait en faire usage, voici la préparation qu'il faudrait faire subir à la farine pour la rendre plus facile à digérer ; encore faudrait-il que la bouillie fût très-claire et très-cuite. On étend de la farine dans un plat de terre de l'épaisseur d'un doigt, et on la met au four après que le pain en est retiré, à plusieurs reprises s'il est nécessaire, jusqu'à ce qu'elle ait pris une couleur jaunâtre ; alors elle acquiert un goût excellent et se trouve en partie cuite ; mais comme en se desséchant elle se met en grumeaux assez durs, il faut, avant de l'employer, l'écraser et la passer dans un tamis ou dans une passoire fine. La bouillie doit être assez claire pour que l'enfant puisse la boire à son petit saucier.

La pannade est un des aliments les plus convenables ; on la fait très-claire, et, pour les premiers temps, on la passe pour éviter qu'il y reste des portions de pain trop grosses qui pourraient s'engager dans le gosier et offrir à l'enfant une grande difficulté pour s'en débarrasser. On mettra dans cette pannade un peu de sel ou de sucre et du beurre; on peut aussi, lorsqu'elle est cuite, en faire égoutter l'eau et la remplacer par du lait cru : je crois même que cette manière de la préparer est préférable; on pourra enfin donner plus tard du bouillon léger dans lequel on mettra de la fécule de pomme de terre, des pâtes, ou du riz bien cuits.

Quelques personnes se jettent dans un excès opposé au grossier aliment que je veux qu'on bannisse de la nourriture des enfants, et ne leur donnent que de la soupe faite avec des biscottes ou autres préparations reherchées, assaisonnées de beaucoup de sucre et même d'eau de fleurs d'oranger. Ces soupes ne conviennent pas beaucoup mieux que la bouillie: elles échauffent l'estomac des enfants, et cette recherche de mets est bien inutile. Leur palais neuf trouve beaucoup de goût à tout ce qu'on leur donne. L'enfant sera toujours assez gourmand pour aimer les bonnes choses; évitons tant que nous pourrons de l'y habituer, afin de les réserver pour lui procurer des jouissances que la satiété lui ravirait. Mettons tous nos soins à lui conserver des plaisirs dans les moindres choses de la vie ; s'il parvient à les y trouver, nous en aurons fait un sage et par conséquent un heureux.

De la régularité des repas.

Quoiqu'il n'en soit pas ainsi dans la nature, la régularité des repas étant généralement observée durant toute la vie, il convient d'y habituer les enfants dès le berceau ; elle contribuera à la perfection de la digestion. Après chaque repas de soupe, on aura toujours le soin de faire boire un peu d'eau sucrée au nourrisson. Il faudrait qu'une femme eût bien peu de lait pour qu'il ne suffît pas avec ces secours, qui ne nuiront nullement à son enfant.

De l'air que les enfants avalent en buvant.

Quelquefois, en buvant, les enfants avalent de l'air, ce qui les fatigue ; lorsqu'ils ont fini de boire, en les redressant un peu vivement, cet air s'échappe par la bouche très-facilement.

Soins à apporter dans la manière dont on donne à manger aux enfants.

Pendant longtemps on conservera aux enfants l'habitude de les faire manger couchés; c'est la position naturelle à cet âge. On les relèvera lorsqu'ils auront la force de se tenir seuls sur leur séant. On peut employer une grande ou une petite cuiller pour les faire manger; tant qu'ils ne font que sucer, une grande est préférable; lorsqu'on se servira de la petite, il faut le faire avec beaucoup de ménagement, parce que, si l'on versait ce qu'elle contient tout d'abord dans leur bouche, ils avaleraient facilement de travers, ce qui est dangereux et peut causer des convulsions.

Habituer les enfants à manger de toutes les soupes.

A mesure qu'un enfant avance en âge, qu'il devient plus fort, que ses facultés digestives se perfectionnent, on peut l'amener à manger

de toutes les soupes, à moins qu'on ne s'aperçoive qu'il y en ait qui lui fassent mal. En lui
faisant manger la même soupe que la famille,
on évitera beaucoup d'embarras, et on habituera son estomac à la diversité des aliments
qui doivent former sa nourriture plus tard :
seulement, si elles sont trop salées ou trop
substantielles, il conviendra d'y mettre de
l'eau. Il n'est pas du tout nécessaire que les
enfants mangent des choses qui aient beaucoup de goût ; je le répète, la finesse de leur
palais en trouve toujours assez ; il vaut mieux
même qu'elles soient peu sapides. Vous les
voyez rejeter avec horreur tout ce qui a un
goût prononcé. Il est cependant des enfants
dont la délicatesse demande plus de choix
dans leur nourriture, et chez lesquels certains
aliments peuvent contribuer à fortifier leurs
organes. Alors il faut consulter un médecin et
se conformer à ses ordonnances. Je crois que
la nature des aliments et l'opportunité de leur
distribution peuvent influer beaucoup sur le
tempérament, surtout dans la première enfance, où l'action de l'âme ne se fait nulle-

ment sentir, et lorsque la vie est pour ainsi dire purement animale.

Aussitôt que l'enfant peut tenir quelque chose à la main, on pourra lui donner une petite croûte de pain à sucer, dont on aura ôté les angles et les tranchants pour éviter qu'il se blesse les lèvres et les gencives. Un petit os de volaille qu'on trempera dans la sauce convient aussi : cela le nourrit, l'amuse, et lui sert de hochet.

De l'opportunité de faire manger les enfants assez jeunes.

Lorsqu'une femme a beaucoup de lait, elle peut nourrir son enfant jusqu'à quatre et six mois, plus même, sans lui donner aucune nourriture étrangère; mais je crois beaucoup plus prudent de l'habituer de bonne heure à manger. Il peut subvenir un accident qui prive tout à coup la mère d'une partie de son lait, et l'enfant souffrirait d'un changement subit de nourriture. Il faudra donc, vers trois mois, commencer à le faire manger un peu une fois par jour, puis deux, et suivre le même genre d'alimentation que celui que je viens d'indiquer. Lorsqu'un enfant ne fait que téter, il convient de lui donner de temps en temps à boire un peu d'eau sucrée, surtout s'il fait chaud; il est souvent altéré.

Moyen d'empêcher la surabondance de lait lorsque l'enfant commence à manger.

Les premières fois que l'enfant mangera, la mère pourra se trouver embarrassée de son lait; pour prévenir cela, elle devra manger moins. Avec un peu de diète, cette surabondance de lait ne durera pas, les seins ne secrètent que la quantité de lait qu'ils doivent fournir.

Il ne faut pas donner à téter aux enfants après leur soupe.

Beaucoup de femmes donnent à téter à leur enfant après l'avoir fait manger. Je crois qu'elles ont tort, car si leur lait ne suffit pas à la nourriture, elles ne l'épargneront guère en lui donnant le peu qu'elles en ont après la soupe; si l'enfant est assez nourri par sa

12*

soupe, le lait qu'il prend après est une sura-bondance qui lui est nuisible plutôt que profitable, et s'il sait qu'il doit avoir à téter, il se décidera difficilement à manger.

Manière de changer l'enfant la nuit.

J'ai déjà dit qu'il fallait changer les enfants chaque fois qu'ils étaient mouillés; cela devient encore plus nécessaire lorsqu'ils mangent; l'urine acquiert alors un principe mordant qui agit d'une manière très-fâcheuse sur la peau. Afin que la maman puisse le faire seule, la nuit, sans se déranger, il faudra qu'elle ait une veilleuse dans sa chambre. Le soir, elle aura le soin de préparer deux ou trois langes, c'est-à-dire de mettre ensemble les couches et les langes que l'enfant porte habituellement; elle les placera sur le pied de son lit, où elle les trouvera lorsqu'elle aura besoin de changer son enfant. Avant de le prendre, elle placera sur son lit le taffetas ciré. Il ne faut pas craindre de mettre un enfant dans un lange froid, cela ne lui fait aucun mal, et d'ailleurs il ne peut jamais être très-froid étant placé sur le pied du lit. Dans les hivers rigoureux, je mettais les langes dans mon lit même, à côté de moi, ce qui leur communiquait une douce chaleur. Pour éviter l'embarras de changer un enfant la nuit, il faut de très-bonne heure s'occuper de le rendre propre, et voilà comment on s'y prendra pour y arriver le plus promptement possible :

Manière de s'y prendre pour rendre un enfant propre.

A l'âge de quinze jours à trois semaines environ, lorsque l'enfant vient de téter ou lorsqu'il y a longtemps qu'il ne s'est sali, on le place devant le feu, si la saison en exige, ou à l'air s'il fait chaud; on ouvre le bas du lange, ce qui est très-facile et très-prompt puisque rien ne le retient; puis on prend les pieds de l'enfant, on écarte ses jambes, on fait avec la bouche, d'une manière un peu continue, le bruit que l'on emploie pour appeler un chien, *pst :* d'abord l'enfant ne saura ce que cela veut dire; mais la chaleur du feu ou l'impression de l'air l'engageront à satisfaire ses besoins beaucoup plus vite qu'on ne pourrait le penser. Il apprendra bientôt que le petit bruit qu'il entend est pour l'engager à le faire, et il attendra ce moment. Si l'on craignait de salir les approches de la cheminée, on aurait un petit pot de nuit long, qu'on placerait entre ses jambes. C'est ce moyen que j'employais pour la nuit, et il était parfaitement commode : le froid du bord du vase suffisait pour avertir l'enfant.

Aussitôt que les enfants sont assez grands pour qu'ils puissent être posés sur un petit vase rond, il faut le faire. On place le vase sur les genoux, on met l'enfant dessus et on le soutient par-derrière avec le bras et l'épaule ; il est fort à son aise dans cette position. Je puis assurer que si l'on apporte tout le soin nécessaire à donner à un enfant l'habitude de la propreté, dès l'âge de trois mois il ne se salira plus que par accident ; on évitera une grande consommation de linge et beaucoup d'embarras.

Je dois réfuter ici un préjugé fort accrédité. On dit que de faire pisser les enfants dans le feu ou de mettre de la cendre chaude sur les ordures qu'ils auraient faites par terre, leur donne le dévoiement. Voici, je crois, ce qui peut avoir donné lieu à cette erreur : c'est la crainte de faire jaillir de la cendre rouge sur l'enfant lorsque l'urine arrive vivement au milieu du feu, ou de répandre une mauvaise odeur en mettant de la cendre chaude sur leurs ordures. Quelque personne sensée, ayant affaire à d'autres qui ne l'étaient pas, aura mieux aimé établir ce petit préjugé que de faire des défenses inutiles. L'esprit humain est ainsi fait ; il se soumet plus volontiers au merveilleux qu'à la raison. J'ai remarqué que beaucoup de préjugés touchant les enfants n'avaient pas d'autre origine. Ainsi il y en a encore un qui dit qu'il ne faut pas couper les ongles des enfants avant qu'ils aient été à la messe. Les paysannes ont des ciseaux si grossiers, qu'elles pourraient arracher plutôt que de couper les ongles des très-jeunes enfants ; pour éviter cette maladresse, on a imaginé le préjugé que je viens de signaler. J'en pourrais citer beaucoup d'autres.

Du sevrage de nuit.

A deux ou trois mois au plus, un enfant peut, sans nul inconvénient, être sevré de nuit. Une mère attentive y parviendra facilement sans qu'il s'en aperçoive, en éloignant de plus en plus les heures auxquelles il était habitué de téter. Il est présumable qu'elle devra se résigner à l'entendre pleurer ; mais il faut qu'elle ait le courage de ne pas faire cesser ses cris en lui donnant ce qu'il désire, car il est important de le sevrer de nuit ; elle n'y réussirait pas sans cela. Si les cris sont trop forts, elle lui présentera un peu d'eau sucrée qu'il prendra ou repoussera, selon son petit caprice ; mais la fatigue, l'ennui, l'inutilité de ses cris et le besoin de repos y mettront bientôt un terme et le replongeront dans le sommeil. Si la maman est ferme, je réponds qu'à la quatrième nuit il ne songera plus au sein. Mais toutes les mamans n'ont pas la patience et la persévérance nécessaires pour faire elles-mêmes ce sevrage, ce qui serait cependant infiniment préférable. Une mère doit tout employer pour ne pas se séparer de son enfant, et surtout lorsqu'il doit souffrir : mais enfin, si elle ne se sent pas le courage d'entendre ses cris, il faudra qu'elle prenne un grand parti et le sépare d'elle pendant quelques nuits. Quelquefois le changegement de chambre, la privation de la vue et de la tendresse de sa mère, lui font oublier ce qu'on veut qu'il oublie ; mais souvent aussi il passe plusieurs nuits à se désoler de la double privation qu'on lui impose, et il est même fatigué de cet état d'agitation et de chagrin auquel il est livré ; cela durera peu à la vérité, et le bien que lui et sa mère retireront du sevrage de nuit les dédommagera bientôt de ces petits chagrins. Un enfant de deux à trois mois, selon sa force, peut téter à dix heures du soir et attendre jusqu'à cinq heures du matin sans téter. Lorsqu'il sera sevré et bien portant, il écartera encore de lui-même ce terme, parce qu'il ne s'éveillera pas.

Je pense que dès la naissance il faut donner le moins possible le sein la nuit : le sommeil d'un enfant lui vaut infiniment mieux que le lait qu'il prendrait, et le plus ordinairement il s'éveille par habitude, et non par besoin. Certes, dans l'état de la nature, un enfant téterait la nuit et profiterait de cette alimentation; mais il est plus sage de le soumettre à certaines règles voulues par l'état de société, qui nous écarte tant de celui de nature. La régularité des heures de repas est devenue utile à l'homme.

Lorsqu'un enfant est sevré de nuit, l'ample provision d'excellent lait bien élaboré qu'il trouve le matin dans les seins de sa mère, en fait le meilleur repas de sa journée; et la mère, ayant goûté le repos absolument nécessaire à sa santé, sera bien mieux en état de remplir son devoir de nourrice.

Dans la dentition, le sommeil des enfants est souvent troublé par la douleur ou l'inquiétude nerveuse qu'ils éprouvent, et, malgré un sevrage de nuit bien complet, ils témoignent le désir de téter. Il ne faut pas se laisser aller à l'espérance de le voir se rendormir en lui donnant le sein, et d'adoucir l'état pénible où il se trouve; si cela arrivait une première fois, cette première fois deviendrait insuffisante, il en faudrait une autre, etc., et l'on perdrait le fruit de son sevrage, lors même qu'il ne souffrirait plus. Mais dans ces crises, comme le pauvre petit a la bouche sèche et chaude, il faut lui donner à boire un peu d'eau sucrée; si on le fait avec discernement, il n'en prendra pas l'habitude et préférera bien son repos et son sommeil à quelques gouttes d'eau sucrée.

Mettre les enfants à terre sur un tapis.

A l'âge de trois mois, quatre mois au plus tard, il faut mettre un enfant sur un tapis par terre. Si on attend plus tard, la différence de l'aspect des objets vus de cette position, à celui auquel les enfants, qui sont toujours élevés, les voient, peut leur causer une frayeur qui rendra ensuite très-difficile de les poser ainsi. En le mettant à terre sur le tapis, on place le petit oreiller sous la tête de l'enfant; puis on le laisse se remuer, *gigotter* à son aise : il fait, dans cette position, un exercice tellement violent quelquefois, qu'à force de frapper ses petits talons par terre, il deviennent tout rouges, malgré la chaussure; et si l'on met des objets à la portée de ses mains, il les saisit et les jette en l'air, ce qui l'amuse beaucoup. Il se trouve fort heureux sur ce tapis, surtout s'il a été habitué à rester dans son lit, et il y passera parfois plusieurs heures de la journée. Outre le bien qu'il retirera de l'exercice qu'il prend, ce seront de bons moments pour les personnes chargées de le garder et de le porter. A mesure que l'enfant prendra de la force et pourra commencer à se bouger, à se tourner et enfin à se traîner sur le tapis, on mettra autour de lui des objets qui pourront lui plaire, de manière qu'il soit obligé de faire un petit travail pour les atteindre, ce qui développera ses forces, l'engagera à en tirer parti, et lui procurera le plaisir de se rendre maître par lui-même de quelque chose qui lui sera agréable. Il apprendra qu'on n'a rien sans peine et qu'on doit se servir soi-même. Qu'on ne pense pas que ces leçons seront perdues à cet âge; au contraire, elles feront une forte impression qui ne s'effacera jamais, surtout si elles sont continuées avec suite. Elles n'auront point d'antécédents différents et sembleront faire partie de la nature de l'enfant; tandis que si on l'habitue à avoir tout ce qu'il désire, à être servi, il sera très-difficile d'obtenir de lui ce qui lui aurait semblé tout naturel. Il faudra alors lui imposer une volonté forte qui l'obligera à faire des choses qui lui sembleront très-pénibles, et dont il s'affranchira chaque fois qu'il le pourra. Il aura contracté de réels défauts que l'éducation pourra entraver, mais non pas détruire. Aussitôt que l'âge donnera de l'autorité à l'homme qui aura contracté ces défauts dans l'enfance, ils reparaîtront dans toute leur force et feront de lui un tyran domestique; car ce sont des défauts de famille, on peut dire, qui ne sont pas très-apparents aux yeux des étrangers, mais qui pèsent bien péniblement sur ceux qui sont obligés d'en subir les fâcheuses conséquences. On reconnaît un enfant gâté à tout âge.

Laisser l'enfant marcher à quatre pattes. — Réflexions.

L'enfant habitué à rester sur un tapis se mettra bientôt à quatre pattes pour entreprendre de lointaines campagnes ; il anticipera ainsi sur le temps où il pourra marcher seul, et parcourra avec autant de rapidité qu'il le ferait dans les premiers temps qu'il marchera seul, des espaces assez grands, montera et descendra des escaliers, sera déjà, suivant un mot très-expressif du pays que j'habite, tout *échaluppé*. J'entends les mamans très-jalouses de voir leur élève propre, se récrier sur cette manière de marcher, très-contraire à leurs désirs, et les bonnes surtout, obligées de réparer par leur travail le dégât fait à la toilette du petit quadrupède improvisé. Eh bien, je leur dirai qu'elles ont tort et calculent mal ; il vaut encore mieux laisser le marmot, au risque de salir sa robe, prendre cet exercice qui lui donne beaucoup de force, et le dispose à marcher plus promptement, que de l'en priver. On avancera ainsi beaucoup l'époque où on sera délivré de la fatigue et de l'ennui de le porter, ou de le faire marcher sans cesse. Les mamans pourront dire aussi que c'est donner aux enfants une fâcheuse habitude que celle de salir leurs vêtements ; qu'au contraire il faudrait leur enseigner à être propres et soigneux, car la propreté est un des points importants de l'ordre, et l'ordre la base de l'économie et de l'aisance ; qu'ainsi ces qualités sont essentielles pour le bien-être de la vie entière. Je suis tout à fait d'avis de chercher à développer ces qualités chez l'enfant, mais je dirai qu'il faut qu'elles soient entendues pour être profitables. Il ne faudra donc pas laisser l'enfant aller à quatre pattes lorsqu'il pourra faire autrement, et tant qu'il sera forcé de se transporter de cette façon, lui défendre d'aller dans des lieux sales, dans la cendre par exemple ; et lorsqu'il y aura été malgré la défense, le mettre dans un petit coin en pénitence en secouant sa robe et le grondant ; s'il insiste pour y retourner, l'empêcher de continuer sa promenade. Il recevra à ce sujet deux leçons, l'une de propreté et l'autre d'obéissance ; il comprendra très-bien que, lorsqu'il n'y a pas nécessité, on doit éviter de salir ses vêtements ; quoiqu'il ne faille pas que cette raison empêche de faire une chose utile, puisqu'on le laissera aller dans les lieux qui ne seront pas sales ; puis une d'obéissance en le privant de sa promenade parce qu'il a désobéi. Pensez bien que si vous apprenez aux enfants à faire passer le soin de leurs habits avant tout, vous les disposerez d'abord à la coquetterie par l'importance que vous y mettez, et pourrez en faire ce que l'on voit si souvent dans le monde, de petits maîtres, ou de petites maîtresses, gens qui n'osent toucher à rien, que tout dégoûte, et qui laisseraient un pauvre enfant rouler dans la boue plutôt que de se salir les mains en venant à son secours. Ce raisonnement a plus de portée qu'on ne pense au premier coup d'œil, et plus de conséquences qu'on n'en pourrait d'abord tirer.

CHAPITRE IV.

DE LA DENTITION ET DES ACCIDENTS QU'ELLE OCCASIONNE.

De la marche de la dentition.

A l'âge de quatre à cinq mois, un enfant commence à être tourmenté par le germe des dents, dont l'époque de la sortie varie beaucoup. L'âge ordinaire auquel paraissent les premières, est de six à neuf mois; beaucoup d'enfants n'en ont pas à quatorze et même plus tard : il n'y a aucune règle. Les enfants qui percent des dents fort jeunes, les font souvent facilement; d'autres fois c'est le contraire. La même incertitude existe lorsqu'ils les percent plus âgés. Il y a un peu plus de régularité dans l'ordre dans lequel elles percent; cependant ce n'est pas fixé. Ordinairement ce sont les deux incisives du bas qui se montrent les premières, puis les deux correspondantes du haut; ensuite les deux petites incisives du bas, puis celles du haut. Cette première dentition n'est pas ordinairement suivie immédiatement des autres dents; il y a un petit intervalle pour le repos. Après viennent les quatre petites molaires, puis les quatre canines, et la dentition se termine par les quatre grosses molaires; mais cet ordre est bien souvent interverti.

La dentition est une crise souvent pénible pour un enfant, comme toutes celles qu'il doit subir avant de devenir adulte. Il semblerait que la nature veut éprouver ses forces et l'habituer à la douleur, avant de le livrer au travail qui doit lui procurer son existence. Beaucoup d'enfants font leurs dents sans accidents; mais il n'en est pas qui les fassent sans douleurs. Il y en a qui ont à supporter de véritables maladies et de cruelles souffrances. L'irritation qui se porte aux gencives par le travail dentaire, réagit parfois sur tous ou sur une partie de leurs organes de la manière la plus fâcheuse, et cause souvent des maladies de peau, de cerveau, des dérangements de ventre et d'estomac fort graves, ou un ébranlement du système nerveux fort dangereux. On ne porte pas toujours à ces désordres toute l'attention qu'ils réclameraient, parce qu'on se tranquillise en disant : *Ce sont les dents.* Certes, si la dent perce, et que la crise qu'elle cause se termine, le principe du mal ayant disparu, il est à espérer que la nature, toujours réparatrice, en fera disparaître aussi les effets; mais la dent peut tarder beaucoup à percer, et le mal, dont elle est la cause première, devenir tel qu'il soit incurable, ou si bien enraciné qu'il tienne le pauvre enfant dans un état fort long de souffrance et de maladie. Je pense donc qu'il faut combattre avec le même soin une maladie ou une indisposition occasionnée par la dentition, que si elle était due à toute autre cause : on diminuera beaucoup les chances de maladie par une alimentation réglée et raisonnée, par l'usage des bains, et par l'habitation à la campagne, ou de fréquentes promenades dans des lieux aérés.

Des hochets.

Pendant la dentition, les enfants éprouvent

un besoin irrésistible de porter leurs mains et tous les objets qu'ils rencontrent à leur bouche : ce besoin est causé par des démangeaisons et des tiraillements qu'ils éprouvent dans les gençives. Il ne faut pas s'opposer à la satisfaction de ce besoin, mais leur présenter des objets convenables pour le satisfaire. On leur donne ordinairement un hochet en verre, en corail ou en ivoire. Ces hochets sont fort jolis, mais ils ne sont pas sans inconvénients. D'abord il arrive souvent que l'enfant les enfonce dans son gosier et se fait vomir, il pourrait même se blesser ; puis ils sont trop durs : les enfants les portent si souvent à leur bouche qu'ils peuvent rendre leurs gençives calleuses, ce qui offrirait un obstacle de plus à la sortie de la dent, plutôt que de la faciliter. Une belle racine de guimauve blanche, avec laquelle on fait un anneau que l'enfant tient facilement, qu'il ne peut enfoncer dans sa gorge, et dans lequel on passe un petit cordon pour le pendre au cou ; un anneau de bois, si l'on veut, quelque chose de plus durable, peuvent les remplacer sans avoir leurs inconvénienls. Une croûte de pain , surtout, me paraît préférable : l'enfant s'en frotte les gençives et en éprouve le même soulagement que d'un hochet ; il avale les parcelles de pain qu'il fait fondre, ce qui le nourrit un peu et a l'avantage d'empêcher la perte de la salive , excessivement nécessaire aux fonctions de l'estomac; tandis qu'avec un hochet , non-seulement l'estomac perd le profit qu'il pourrait tirer de la salive , mais la sécrétion trop abondante de ce liquide fatigue et épuise l'enfant. Cette observation est assez importante. Enfin, si l'on persistait dans l'emploi d'un hochet dur , je voudrais qu'il eût la forme d'un anneau.

J'ai vu très-souvent donner aux enfants une grosse clef : c'est fort dangereux ; les deux extrémités de la clef font marteau , et l'enfant , pour lequel elle est un objet lourd ; peut, en la maniant, se donner des coups très-forts et se blesser.

Des dérangements de ventre et d'estomac causés par la dentition.

Le dévoiement accompagné de coliques et

même de fièvre est l'effet le plus ordinaire des désordres que cause la dentition. Si le mal n'est pas assez grave pour appeler un médecin, il faudra baigner l'enfant plus souvent et plus longtemps qu'à l'ordinaire, même deux fois par jour, et dans l'eau de son. Après le bain du soir, on peut lui mettre un petit cataplasme sur le ventre pour en-prolonger l'effet ; ce qui le calme et lui procure du sommeil. On doit alors retrancher une partie de sa nourriture, ne la composer que de choses douces et rafraîchissantes, le faire boire souvent, lui donner un peu d'eau d'orge ou de riz, ou gommée, et même quelques lavements émollients à l'eau de guimauve, de son ou de lin ; quelquefois supprimer toute nourriture étrangère au sein, et même le faire téter le moins possible, si le mal s'aggravait. Des fruits bien mûrs et fondants sont convenables aussi, principalement les figues et le raisin ; mais en lui donnant du raisin, du chasselas surtout, il faut avoir le soin d'écraser les grains ; en les mettant dans sa bouche, il pourrait les avaler tout entiers et s'en remplir l'estomac, ce qui serait fort dangereux. J'ai vu un enfant qui serait mort de cet accident, sans l'admirable perspicacité d'un médecin, qui fut appelé au moment où d'horribles convulsions allaient lui donner la mort (1).

Lorsque l'irritation de la dentition agit sur l'estomac plus particulièrement que sur les intestins, l'enfant éprouve de violents vomissements, mais le dérangement de ventre en est une suite inévitable : le traitement suivi pour les entrailles convient parfaitement à l'estomac. Tous les petits moyens que je viens d'indiquer pallient ordinairement le mal et le rendent supportable.

(1) M. le docteur Lerp......, appelé près d'un enfant livré aux plus horribles convulsions, devina, par les questions qu'il fit aux parents, que le mal était causé par une masse de grains de raisin avalés tout entiers ; il comprit que l'enfant était perdu s'il ne vomissait pas à l'instant : sans hésiter, il insinua son doigt dans la gorge de l'enfant, le fit vomir ; les convulsions cessèrent et l'enfant fut rendu à la vie.

Des convulsions occasionnées par le mal de dent.
Maladie du cerveau causée par la dentition.

Lorsque les maux de dents réagissent sur le cerveau, ils causent souvent des convulsions. Ce mal est grave; il faut appeler un médecin, et en attendant on pourrait faire respirer des sels ou du vinaigre à l'enfant, lui en frotter les tempes, le déshabiller, le mettre à l'air; s'il peut boire, par moments lui donner un peu d'eau de fleurs d'oranger, et enfin le mettre dans un bain peu chaud et tâcher de l'y retenir, à moins qu'on aperçoive que le sang se porte davantage à la tête. Si la tête devient brûlante, que l'enfant ait une fièvre ardente, qu'il soit presque constamment plongé dans une espèce d'assoupissement troublé par des réveils qui ressemblent à une peur, à laquelle succède de nouveau l'assoupissement, l'enfant est dangereusement malade; il faut avoir recours au plus vite aux secours de l'art, et si l'on en était privé, user à l'instant des plus énergiques moyens, comme des cataplasmes composés d'un quart de bonne farine de moutarde (1) et de trois quarts de farine de lin, que l'on poserait depuis la moitié des jambes jusqu'au bout des pieds, et qu'on laisserait dix à quinze minutes, à moins que l'enfant ne pousse des cris, ce qui, au surplus, serait un heureux signe de leur bon effet. Il faudrait renouveler ces cataplasmes quelques heures après, si l'enfant retombait dans le même état, en les appliquant aux cuisses, et même avoir recours à l'application de sangsues placées derrière les oreilles. Une de chaque côté suffirait à l'âge de six à dix mois; deux d'un côté, une de l'autre, à l'âge de dix à quinze mois. Les sangsues placées à cet endroit s'arrêtent souvent très-difficilement; j'indiquerai plus loin les meilleurs moyens pour y parvenir: il ne

(1) On rencontre souvent de mauvaise farine de moutarde dans le commerce, et alors elle n'agit pas. Pour qu'elle soit bonne, il faut qu'elle soit d'un jaune foncé et verdâtre, et qu'elle répande une forte odeur qui monte au nez lorsqu'on la délaye avec de l'eau bouillante. Il est bon de l'essayer avant de l'employer; on pourrait la goûter aussi, elle doit piquer fortement la langue.

faut donc, je le répète, avoir recours à ces moyens, qui sont totalement du ressort de la médecine, que si l'on était tout à fait privé des secours de l'art.

Dartres laiteuses ou feux de dents.

Très-souvent, dans la dentition, les enfants ont sur la tête, et sur la figure principalement, des croûtes ou galons, qu'on appelle dartres laiteuses ou feux de dents, et qui font le désespoir des mamans. Cela défigure d'autant plus leur nourrisson, que les enfants éprouvent de vives démangeaisons, les arrachent et aggravent beaucoup le mal ; la pauvre mère quelquefois ne trouve pas une seule place pour poser un baiser sur cette jolie petite figure, qu'elle en couvrait avec tant de plaisir précédemment : qu'elle ne s'afflige pas ; de tous les maux que la dentition pouvait causer à son enfant, celui-là est le moindre ; il est même un dérivatif, un préservatif d'atteintes plus graves, et ne laissera, à moins d'accident, aucune trace, quoique l'aspect du mal puisse faire craindre des cicatrices. Le siége du mal est dans l'épiderme, et il faut que le tissu de la peau soit plus profondément atteint pour qu'il y ait cicatrice ; les croûtes tombées, il n'y paraîtra plus. Quelques lotions faites avec de l'eau de guimauve légère, un peu de cérat sur les parties les plus irritées, des bains fréquents à l'eau de son, un régime rafraîchissant pour l'enfant et pour la maman, sont les seuls remèdes à employer. Il faudra néanmoins faire visiter ces croûtes par un médecin, pour qu'il en détermine la nature, parce que l'enfant pourrait être atteint d'une maladie de peau qui aurait à peu près le même aspect, ce qui ne peut être jugé que par un homme de l'art : il demanderait un autre traitement.

Langueur dans laquelle tombent quelquefois les enfants pendant la dentition.

Il y a des enfants qui, pendant la dentition, tombent dans un état de langueur, de souffrances perpétuelles, sans qu'il se montre aucun caractère aigu des accidents dont je viens de parler, quoique cet état porte en lui une partie de tous les symptômes qui les caractérisent ; alors le pauvre enfant est continuellement livré à une espèce de fièvre lente qui le dévore sans qu'il soit précisément malade ; il devient pâle, maigre, triste, grognon, sans appétit. Cet état est fort inquiétant : le plus petit accident peut le rendre très-dangereux ; il n'y a guère de remède que le temps et un régime bien entendu : il faut voir un médecin et régler ce régime. Si l'on habite la ville, on doit se transporter à la campagne, et s'il n'est pas possible, sortir souvent l'enfant, le distraire.

Dans cet état de choses, la conduite que l'on a à tenir pour l'éducation morale est aussi difficile que celle qu'exige l'état physique. Si pour éviter des pleurs, des cris, qu'on craindrait devoir augmenter le mal, on cède à des volontés, à des exigences, elles deviennent telles qu'il n'est plus moyen de les satisfaire, et l'on a augmenté l'embarras que l'on redoutait. Il faudrait donc prévoir autant que possible ce qu'on penserait devoir être obligé d'accorder, pour ne pas paraître céder à une volonté ou à un caprice. L'état de tourmente dans lequel est le pauvre petit lui fait naître mille fantaisies auxquelles il ne songerait pas en bonne santé. Lorsqu'il doit s'apercevoir qu'on va céder à sa volonté, il faut chercher tous les moyens de le distraire de l'objet de ses désirs, et le lui faire oublier en fixant son attention sur quelque chose qu'on peut lui accorder sans inconvénient, ne point témoigner d'humeur de ses petites grogneries, et le caresser beaucoup lorsqu'il retrouve sa bonne humeur et paraît disposé à jouer avec vous.

Incision des gencives pour faciliter la sortie de la dent.

On est obligé quelquefois de recourir à un médecin pour ouvrir avec une lancette la gencive d'une dent qui ne peut se faire jour, mais on ne doit en venir là que le plus tard possible. Ce qu'il faut repousser absolument, c'est ce que j'ai vu faire à des nourrices et à des mères, qui donnaient un coup d'ongle assez fort pour déchirer la gencive ; ce qui causait une grande douleur à l'enfant, souvent n'atteignait pas le but, et pouvait lui causer un véritable mal en lui écorchant la bouche.

Il est fort difficile de juger le moment où une dent va percer ; le travail, même apparent, n'a aucune marche régulière. La gencive rougit d'abord, puis s'épaissit ; lorsque le travail s'avance, elle blanchit et la sommité paraît brillante ; enfin, lorsque la dent est prête à sortir, on aperçoit, à l'endroit même où elle doit percer, une tache noirâtre. Lorsqu'elle est dans cet état, pour s'assurer si elle est percée, comme cela se voit difficilement, on met une petite cuillère sur la gencive ; le bruit que font les deux corps durs en se rencontrant annonce que le dent est sortie : quoiqu'elle ne soit pas encore visible à l'œil, le travail est achevé.

De la manie qu'ont les enfants de mordre le sein en tétant.

Lorsque les enfants commencent à avoir des dents, ils mordent quelquefois le sein en tétant : il faut être fort sévère pour cela , ils pourraient faire beaucoup de mal. Aussitôt qu'on sent qu'ils veulent mordre, il faut les frapper sur les mains et les gronder ; ils lâchent le sein et se mettent à pleurer. Au bout d'un moment, on le leur présente de nouveau ; s'ils recommencent, on revient à la petite correction, et ils comprennent bientôt pourquoi on les tappe : si cela ne suffit pas, il n'y a point à hésiter, il faut les mordre légèrement.

CHAPITRE V.

QUI TRAITE DES MEILLEURS MOYENS A EMPLOYER POUR FAIRE MARCHER SEUL UN ENFANT. — DE LA COIFFURE ET DE L'USAGE DES BOURRELETS. — RÉFLEXIONS MORALES.

Des chariots, paniers et boîtes dans lesquels on pose les enfants. — Des lisières.

Aussitôt qu'un enfant a la force de se tenir

un peu sur les jambes, il faut l'y mettre en le soutenant d'abord, et lui faire essayer le plus tôt possible d'en faire usage. C'est une erreur de croire, comme certaines personnes, que l'on peut rendre les enfants crochus en les posant par terre fort jeunes : si on le fait convenablement, cela n'arrivera pas. Il est vrai de dire que l'usage des chariots, celui des paniers et des boîtes dans lesquels on place souvent les enfants trop jeunes, pour s'en débarrasser, et où on les laisse tant qu'ils ne crient pas à s'écorcher le gosier, peuvent offrir cet inconvénient ; mais bien plus encore celui de leur faire mal à la poitrine, à l'estomac, et de leur déformer la taille.

Cependant ces petits chariots en bois ou en osier, mais seulement lorsque l'enfant a assez de force pour s'y soutenir sur les jambes, sont assez convenables. Les enfants s'y plaisent si on ne les y laisse pas trop longtemps : je n'en bannirais pas l'emploi. Les enfants sont contents d'abord d'être livrés à eux-mêmes, puis de mener à leur gré une grosse machine qui semble ajouter à la force et à la puissance qu'ils peuvent avoir, fiers d'aller où ils veulent. Un enfant qui a été habitué au tapis et à courir à quatre pattes, qu'on a fait marcher toujours en le soutenant sous les bras sans lisières, acquiert bien plus de force et d'expérience que celui qu'on tient constamment au cou; il n'a besoin ni de chariots ni de paniers pour marcher seul fort jeune. A six ou sept mois, l'enfant bien portant se tient déjà sur ses jambes et prend un grand plaisir à marcher; mais si à cette époque on adopte l'usage des lisières, dans l'espérance de hâter ses progrès et de se débarrasser de la fatigue qu'il donne en le tenant sous les bras, pour le faire marcher, on retardera, au contraire, le moment auquel il devra marcher seul. L'enfant soutenu par la lisière ne fait aucun effort pour chercher son équilibre, cause qui l'empêche bien plus longtemps de marcher que le défaut de force; il le cherchera d'autant moins, que la personne chargée de le tenir avec des lisières, ayant un moyen aussi certain, aussi commode de l'empêcher de tomber, ne se donnera pas la peine de lui apprendre à marcher. Combien

de fois n'ai-je pas vu , et ne vois-je pas encore
sans cesse, une nourrice ou une bonne ayant
la lisière de l'enfant confié à sa garde passée
dans son bras, et s'occupant de toute autre
chose que des soins qu'il demande ; tandis
que le pauvre petit, pendu à la lisière, livré à
lui-même, se laisse aller sans songer seulement qu'il est posé à terre pour apprendre
à marcher; ses épaules et ses vêtements lui
remontent jusqu'aux oreilles, et dans cet état
d'abandon fatigant, il pleure et suce son poing
pour employer le temps, se fatigue l'estomac
et fait tort à ses formes.

Réflexions.

Il en est bien autrement lorsqu'il faut le tenir sous les bras pour le faire marcher; la
fatigue de cette position est un puissant sti-
mulant pour engager la personne qui s'y trouve
placée à mettre tous ses soins pour abréger la
durée de cette obligation : l'enfant est dirigé
dans ses mouvements , soutenu ou non, selon
qu'il est nécessaire à ses petits progrès; il ne

se fatigue pas et arrive bien plus vite à marcher seul. Lorsqu'il est prêt à *quitter,* on peut le mettre devant une rangée de chaises, de fauteuils, où il trouve avec ses mains le moyen de conserver son équilibre, et où la nécessité de franchir une petite difficulté l'engage à faire des essais profitables. Protégé et encouragé par la personne qui le garde, et qui est toujours forcée de le surveiller puisqu'il est exposé à quelques petits dangers, il devient plus confiant dans la certitude d'un secours prochain ; un essai en amène un autre, et il fait des progrès rapides dans lesquels il reçoit l'utile leçon qu'il faut employer toutes les facultés que la Providence nous a données pour nous tirer d'affaire, et que si elles ne nous suffisent pas, nous sommes bien heureux de trouver près de nous des personnes plus capables pour nous aider, et qu'alors il faut mériter leur bienveillance pour obtenir leur secours. Aussi, voyez un enfant qui commence à marcher, fier et heureux des premiers pas qu'il doit à lui seul, cherchant dans la personne qui le surveille l'approbation de ce qu'il a fait, et recourant à son aide lorsqu'il lui devient nécessaire, avec un air engageant et doux. Il ne faut néanmoins lui accorder de secours que lorsqu'il a tout tenté pour s'en passer, et employé pour l'obtenir les formes gracieuses qui doivent présider à toutes les actions de la vie, même dans la plus grande intimité ; et refuser de le secourir s'il annonce de la paresse, ou le demande avec autorité, impatience ou colère. Qu'il apprenne, même au berceau, que ces derniers moyens sont les plus mauvais de tous pour obtenir ce qu'il désire, surtout lorsqu'ils ne sont pas soutenus par la force. Appelé à vivre dans la société, il sera obligé de se soumettre à ses entraves, à ses exigences, à ses droits; qu'il apprenne donc de bonne heure à le faire avec patience et résignation. S'il n'est que trop vrai que la force brutale régit souvent le monde, il lui sied d'abord bien mal à lui, chétive créature, de vouloir l'employer; il doit donc chercher à la remplacer par une autre puissance, la force morale. Celle-ci ne peut acquérir et conserver d'influence que lorsqu'elle est dirigée par la raison, la justice, et revêtue de cette persuasion, de ce poli qui la fait comprendre et sentir. Comme les enfants savent très-bien qu'ils ont une force morale par la tendresse qui les environne, il faut leur apprendre à l'employer dans les formes qui peuvent leur faire mériter et conserver la bienveillance et l'affection des personnes dont ils ont besoin.

Qu'on ne se figure pas que ce raisonnement soit hors de la portée d'un enfant aussi jeune; mis en action par la petite circonstance qui m'y a conduite, il sera fort bien compris par celui auquel il sera appliqué; il en tirera, sans s'en apercevoir, des règles de conduite qui influeront sur toute sa vie, et il évitera aux personnes chargées de diriger sa jeunesse l'obligation de briser une suffisance et un amour-propre qui pourraient naître, sans ces premières leçons; plus tard il faudrait user d'une plus grande rigueur, et on risquerait de froisser une fierté noble et naturelle qui pourrait, par la crainte d'être trop comprimée, s'exaspérer et faire naître un orgueil et une morgue insupportables, ou s'éteindre par le découragement et rendre le sujet qui subirait ce malheur, bas, vil et courtisan.

Emploi des lisières lorsque l'enfant commence à marcher seul.

Après cette digression, revenons aux lisières. Pour éviter les chutes, qui effraient les enfants et les rendent poltrons, on peut employer les lisières d'une manière tout à fait convenable lorsque l'enfant est sur le point de marcher seul, ou qu'il commence à le faire. L'enfant, n'ayant plus besoin d'être soutenu, mais seulement secouru dans le cas où il perd son équilibre, ne s'appuie plus sur les lisières, et elles ne peuvent lui nuire; alors on les laisse lâches et on ne les tend que pour le retenir lorsqu'on le voit chanceler et prêt à tomber en arrière ou sur les côtés; car si sa petite chute devait se faire en avant, il est bon que l'enfant apprenne à s'en garantir avec les mains.

Des chutes des enfants.

Je veux dire de suite quelque chose sur les

chutes des enfants, qui causent tant d'effroi à leurs tendres mères, et qui sont pourtant si rarement dangereuses. Pour s'en faire idée, il faut s'accroupir et se laisser tomber : on verra qu'on sent à peine la chute; un enfant n'est pas plus élevé, et il a de plus une souplesse extrême dans les membres qui amortit encore le coup. La plupart du temps, s'il crie, c'est de peur, et surtout de celle qu'on lui fait par l'émotion qu'on éprouve en le voyant tomber, et par la manière dont on la manifeste, qui est ordinairement un cri. Il faudrait avoir assez de force pour ne jamais s'émouvoir à la chute d'un enfant; alors il se relèverait la plupart du temps sans seulement songer à se plaindre, ou s'il avait réellement éprouvé un peu de douleur, il ne crierait juste que pour son mal, et cela serait bientôt passé. Les coups à la tête sont fort effrayants et très-peu dangereux : une petite entaille qui saigne beaucoup, ou une bosse sont des signes extérieurs qui doivent rassurer pour les commotions intérieures; et enfin, si la chute avait été un peu plus grave, et qu'on eût à craindre un retentissement intérieur, il faudrait mettre les jambes de l'enfant dans de l'eau aussi chaude qu'on pourrait la lui faire supporter, les y laisser huit à dix minutes, et renouveler ce petit bain quelques heures après, ayant soin, toutefois, de ne pas donner le bain trop tôt après un repas, ce qui pourrait troubler la digestion; par exemple, une heure et demie après. Si la chute était assez grave pour qu'elle fût suivie d'un évanouissement, d'un assoupissement ou d'une extrême agitation, il faudrait appeler un médecin; l'application de quelques sangsues ou une saignée seraient peut-être nécessaires.

Des bourrelets.

Quand un enfant commence à marcher seul, on peut lui mettre un bourrelet pour éviter les coups qu'il peut se donner à la tête, aux meubles qui ont des angles, et amortir la secousse des chutes en arrière. Depuis l'invention des bourrelets en baleines, qui sont élastiques, fort légers et point chauds, les inconvénients qu'il y avait à en faire usage ont disparu. Cependant, si l'on habite la campagne, et l'été surtout, je préfère de petits chapeaux de paille en grosse tresse faite avec de la paille entière, et ayant un grand rebord : ils servent de bourrelets et abritent du soleil. Si l'on fait usage du bourrelet, il faut le mettre presque jusque sur les sourcils de l'enfant, en dépit de la dentelle de son bonnet; placé autrement, il est à peu près inutile ou ne sert que sur les côtés.

Laisser les enfants nu-tête.

A mesure que les cheveux de l'enfant poussent, il convient de lui découvrir la tête, et de la lui laisser nue aussitôt qu'elle en est garnie. Lorsqu'un enfant se trouve en été à l'âge de huit à dix mois, le plus léger bonnet suffit s'il n'a pas du tout de cheveux, et, pour peu qu'il en ait, il ne lui est plus nécessaire. Il faudrait qu'à un an il pût rester nu-tête. Si on était en hiver, on pourrait encore lui laisser un petit bonnet; mais l'année suivante, jamais. Les enfants auxquels on conserve l'habitude d'avoir la tête couverte s'enrhument du cerveau avec la plus grande facilité, parce qu'ils y ont fréquemment trop chaud. La nature indique que la tête doit rester sans vêtement, puisqu'elle y a placé des cheveux, et cela devient encore plus nécessaire pour les enfants, dont le sang se porte si facilement au cerveau.

On doit conserver aux enfants en bas âge l'habitude de dormir dans le jour : deux ou trois heures de sommeil leur font un bien infini et donnent un peu de répit aux personnes qui les gardent. Il ne faut pas craindre de nuire au repos de la nuit; loin de cela, la seule raison qui empêche les enfants de dormir, c'est l'agitation; l'un des plus sûrs calmants est le sommeil. Il convient de faire manger un enfant avant de le coucher; ce sera un commencement de préparation au sevrage. Les enfants auxquels on est obligé de donner le sein pour les endormir sont beaucoup plus difficiles à sevrer.

CHAPITRE VI.

DU SEVRAGE.

A mesure qu'un enfant grandit, on doit éloigner les heures auxquelles il tète. La plupart des nourrices font le contraire ; elles donnent le sein sans cesse et sans raison, comme un jouet; un enfant ne doit pas le considérer comme tel. Cependant, dans les crises de la dentition, les pauvres petits ont la bouche bien sèche , l'estomac brûlant; quelques gouttes de lait leur font grand bien alors; mais ce n'est que dans ce cas qu'il faut se laisser aller aux désirs qu'ils peuvent avoir de téter souvent; ce ne sont plus alors des fantaisies.

Le sevrage ne peut guère avoir d'époque fixe; il est subordonné à bien des circonstances, dont la dentition est une des principales. Je crois qu'il ne faut sevrer un enfant que lorsque les dents les plus difficiles à percer, comme les œillères, le sont; cependant il y a des enfants qui sont si tardifs, qu'il serait difficile d'attendre cette époque ; alors on choisira un moment de relâche. En général, je pense que l'âge de douze à quinze mois est le moment convenable : les enfants marchent bien ordinairement à cette époque ; ils ont de la force, mangent bien et peuvent se distraire. En Angleterre, et même dans la Normandie, on sèvre les enfants à six ou sept mois ; il me semble que cela est contre l'ordre naturel, et je ne pencherais pas pour cet avis. Dans le pays que j'habite (le Poitou), les paysannes les nourrissent jusqu'à deux et même trois ans ; je crois cela absolument inutile à l'enfant et très-nuisible à la mère. Je pense donc que le terme moyen de douze à quinze mois conviendrait bien.

Il ne faut pas opérer le sevrage brusquement, mais l'amener peu à peu : on éloigne les heures auxquelles l'enfant doit téter, et on augmente le nombre de ses autres repas ; on arrive à ne donner le sein que trois fois par vingt-quatre heures, et l'on reste ainsi pendant une quinzaine de jours, puis on supprime le sein au milieu du jour ; on laisse écouler en-

core quinze jours; enfin on arrive à ne le donner qu'une fois dans la journée pendant
quinze jours aussi environ, puis on reste deux
jours sans donner à téter, et on le donne pour
la dernière fois. Un enfant sevré ainsi ne souffrira nullement du sevrage, et la maman ne
sera pas fatiguée de son lait; il suffira, si elle
en a beaucoup, de retrancher un peu de sa
nourriture les deux ou trois jours qui précé-
deront et suivront celui où elle donnera le
sein une fois de moins : les organes qui font
le lait perdront peu à peu leur activité par
l'inaction; la nature se disposera à rétablir
un certain équilibre de la santé des femmes,
interrompu ordinairement par l'allaitement ;
elles sévreront sans la moindre incommodité.
Au surplus, je dirai ici qu'on attribue au lait
beaucoup d'accidents qui ne lui appartiennent
pas du tout, et que c'est une absurdité de dire
qu'une femme a du lait dans la tête, dans le
ventre, dans une jambe, dans un bras : on n'a
de lait que dans les seins.

J'ai élevé quatre enfants, dont trois ont été
nourris par moi : ils ont tous été sevrés comme

je viens de le dire; ni eux ni moi ne nous sommes aperçus du sevrage.

Si l'on ne suit pas la marche que j'indique et qu'on sèvre un enfant tout à coup, la mère peut avoir à supporter des engorgements aux seins à peu près semblables à ceux de la fièvre de lait; le changement subit de nourriture cause d'abord à l'enfant une bien cruelle privation; puis son estomac, ne recevant plus les aliments auxquels il était habitué, est obligé d'opérer un travail différent qui le fatigue, et comme il n'est pas possible d'effectuer ce sevrage sans séparer l'enfant de la mère, il souffre autant de cette séparation que de la privation de son lait.

Il y a des enfants qui sont si avides de la nourriture du sein, qu'il est fort difficile de les sevrer. Je crois que ces enfants sont poussés par un instinct naturel qui leur en fait sentir la nécessité: il faudrait, dans ce cas, prolonger un peu l'allaitement. Lorsqu'on est en hiver, que le froid est rigoureux ou le temps si vilain qu'on ne peut guère sortir, il vaudrait mieux aussi attendre que la saison fût un peu plus favorable. Quant aux enfants qui ont été nourris sans règle, sans ordre et ont contracté l'habitude de téter à chaque instant, le sevrage devient très-pénible et même dangereux. Évitons, jeunes femmes, de tomber dans un abus qui ne peut produire que de mauvais résultats : il suffira, pour cela, d'adopter et de suivre avec discernement une sorte de régularité, d'ordre dans l'allaitement de votre enfant, dont les seuls fruits ne seront pas un sevrage facile, mais une forte présomption d'un succès complet.

———

CHAPITRE VII.

DES HABITUDES ET DES DÉFAUTS QUI SE MONTRENT CHEZ LES ENFANTS AU BERCEAU.

Des habitudes.

Beaucoup d'enfants contractent dès le berceau des habitudes qui souvent sont fort difficiles à détruire : celle de téter un doigt, par exemple, le pouce surtout; de sucer un morceau de linge ou leur langue; de tordre la première petite mèche de cheveux qui paraît sur leur front. On doit apporter le plus grand soin à empêcher ces habitudes de naître; la succion surtout fatigue beaucoup les enfants, les énerve par l'excès de salivation qu'elle exige. Ces habitudes les rendent soucieux, tristes, par la préoccupation qu'elles leur causent. D'autres enfants prennent l'habitude, ou, pour mieux dire, la manie de mordre, d'abord le sein de leur mère, puis les mains, les joues d'autres enfants qu'ils semblent vouloir caresser. Il ne faut pas hésiter à employer la peine du talion et les mordre presque aussi fort qu'ils ont mordu eux-mêmes. D'autres encore annoncent une grande disposition à taper; mais, quoique ce ne soit d'abord qu'une sorte de petite manie, elle devient un défaut grave qui entraîne après lui les plus fâcheuses conséquences et ne peut plus être considéré comme les habitudes dont je viens de parler; car, le croirait-on? il y a déjà des défauts à réformer chez un enfant à la mamelle : il n'est jamais trop tôt de chercher à les combattre, et on sera bien plus assuré de les vaincre en les attaquant dès leur naissance, avant qu'ils aient poussé de ces profondes racines qu'il serait plus tard presque impossible d'extirper.

De la manie qu'ont les enfants de taper.

On rit d'abord de ce qu'on appelle une gentillesse chez un enfant qui tape sa bonne ou même sa mère, lorsqu'il n'a que sept ou huit mois; mais bientôt, enhardi par cette tolérance, il s'arroge une espèce de droit de frapper tout le monde, et dont il use ensuite pour manifester sa volonté. Combien de choses fâcheuses découlent de cette fatale manière de laisser un enfant se faire obéir! si vous la lui souffrez, vous préparez pour l'avenir un despote pour tous ceux qui seront sous sa domination. Il ne faut pas se figurer qu'un enfant s'abuse sur le pouvoir de ses tapes; à cet âge il sait fort bien que ce n'est pas le mal qu'elles font qui fait céder à sa volonté la personne à laquelle il les donne; mais il sent la puissance morale qu'il possède, par la tolérance d'aussi piteux signes de force. Le germe de la domination inné chez l'homme se développe et s'enracine fortement, devient indestructible, et plus tard, il s'appuie de sa force physique avec la même facilité, mais non pas avec la même incapacité que lorsqu'il était enfant. Alors vous, ou les personnes auxquelles vous confierez son éducation, voudrez arrêter cet esprit dominateur et hostile, mais vous ne ferez que couvrir un volcan de cendres, qui seront rejetées au loin aussitôt que vous cesserez de l'en couvrir. Je conclus que l'enfant qui tape doit être tapé à son tour, et qu'il faut absolument briser cette habitude à sa naissance.

De la colère.

La colère se montre aussi chez les enfants très-jeunes, et parfois avec tant de violence qu'elle cause des congestions au cerveau et amène des convulsions. Aussitôt qu'on s'aperçoit que la colère va éclater chez un enfant, il faut réunir toutes ses forces pour conserver un calme parfait et lui rire au nez pour lui faire penser qu'on a pitié de lui ; s'il menace et veut frapper, lui saisir les mains et les tenir avec force pour lui montrer son impuissance ; s'il ne marche pas seul, le mettre tout simplement le derrière par terre sur un tapis et l'y laisser se rouler tout à son aise, et enfin, si la colère ne cède pas, prendre un verre d'eau froide et le lui jeter au nez : quelques gouttes suffisent même souvent pour ramener en lui le calme et faire naître la honte de l'état où il était. Ne vous laissez pas emporter à la même violence que lui pour le réprimer, vous lui donneriez l'exemple de ce que vous voulez corriger ; et si vous ne pouvez vous dominer, exagérez l'état où vous êtes, faites-lui en voir toute la laideur, tapez-le, prenez ses joujoux, cassez-les, faites-lui enfin tout le dommage possible ; les malheurs qui découleront de son défaut pesant sur lui, il sentira tout ce qu'il a de pénible et d'odieux.

De la bouderie.

D'autres enfants boudent et se refusent même aux choses qui leur sont le plus agréables plutôt que de cesser leur bouderie. Je crois que le seul parti à prendre est de les y abandonner entièrement, de ne point revenir sur la raison qui les a déterminés à bouder, cesser enfin absolument de s'en occuper, les laisser se bien persuader qu'on peut très-bien se passer d'eux, qu'eux seuls souffriront de l'écart où ils veulent se tenir. Qu'on se garde de faire la moindre avance directe ou indirecte; ce qu'ils veulent surtout, c'est qu'on les prie et qu'on s'occupe d'eux. Mais lorsqu'ils reviennent vers vous, il faut les accueillir avec simplicité et bonté, sans les caresser cependant, mais, ne pas leur faire sentir qu'ils ont été obligés de capituler ; car, pour revenir, il leur faut faire un grand sacrifice d'amour-propre, et on doit éviter d'abaisser chez eux ce puissant mobile. Il a son bon côté, lorsqu'il est reporté sur le désir de bien faire, de se faire aimer, d'être agréable à tous ceux qui nous approchent ; mais si ce sentiment est dirigé comme on le fait trop souvent, et surtout dans les établissements publics destinés à l'éducation, sur le seul désir de surpasser les autres, de les écraser, ce qui fait plus tard tant d'ambitieux et de présomptueux ; l'amour-propre alors devient un grave défaut ; tandis que, bien dirigé comme je l'ai dit, il peut produire les plus heureux résultats et est nécessaire à la dignité de l'homme. La bouderie est un défaut qui rend la vie pénible et triste pour ceux qui vivent avec un boudeur.

De la flatterie.

D'autres enfants encore emploient les caresses ou une sorte de cajolerie qui n'est que de la flatterie, pour obtenir ce qu'ils veulent. On ne saurait le nier, presque tous les défauts qui se montrent chez les enfants ont leur source dans une seule de leurs facultés, indispensable à l'homme et sans laquelle toutes les autres seraient nulles : cette faculté est la volonté, et c'est l'excès de son emploi qui donne naissance à la plupart des défauts qui se montrent au berceau. C'est donc cet emploi qu'il faut chercher à contenir dans le cercle de la raison et des devoirs, sans le réduire à la bassesse ; aussi faudrait-il pour cela que l'enfant ne sentit jamais que le joug de la raison ou de la nécessité, et non celui de la volonté arbitraire de celui qui le conduit; immense difficulté pour ceux appelés à diriger un enfant. Où trouver, au milieu de ce dédale de combinaisons sociales, la route naturelle qu'il faudrait suivre ?.....

Quelquefois, disais-je donc, les enfants emploient les caresses pour faire céder à leur volonté, et il est bien plus difficile de se défendre de ce genre d'empire que de celui de la violence. On ne doit cependant pas s'y abandonner davantage; les flatteurs sont plus communs encore que les impérieux, et plus à craindre, parce qu'ils sont plus perfides. On devra répondre aux caresses de l'enfant, les lui rendre avec effusion ; mais persister dans le refus, si ses caresses ont pour objet d'obtenir une chose déjà refusée, et surtout ne pas lui laisser apercevoir qu'on a pénétré sa petite ruse, pour qu'il ne puisse pas penser qu'on attribue à autre chose qu'à la vérité les sentiments de son cœur et les caresses qu'il prodigue.

On doit réfléchir avant d'accorder quelque chose à un
enfant.

Dans tous les cas, quand un enfant manifeste le désir de posséder ou de faire quelque chose, il faut bien réfléchir avant de refuser ou d'accorder ; il n'y a pas de mal à le faire attendre et à ce qu'il voie qu'on réfléchit : il y aurait danger à paraître plus tard céder à ses importunités, de quelque nature qu'elles soient. Pourtant, si une nouvelle raison, fournie par lui ou par les circonstances, venait rendre l'accomplissement de ses désirs raisonnable, il faudrait s'y rendre sans hésitation, à moins qu'une volonté supérieure ou un empêchement grave ne vînt s'y opposer de nouveau; car il faut qu'il apprenne à subir le joug de la puissance et de la nécessité.

Du tort qu'on a de frapper un objet contre lequel l'enfant
s'est fait mal.

Il existe chez la plupart des nourrices et des
bonnes, et même chez quelques mères, une

habitude que je dois aussi combattre ; elle fausse beaucoup le jugement des enfants : c'est de frapper l'objet sur ou contre lequel un enfant s'est fait mal, ou de l'engager à le frapper lui-même. Il y a là défaut de justice et de jugement ; ce sont autant de mauvais principes à donner à un enfant. C'est à sa maladresse le plus souvent qu'il doit le mal qu'il éprouve, c'est donc elle qu'il faut accuser et blâmer. Si c'est le hasard seul qui a causé le mal, il faut le consoler et l'encourager. Dans le cas de maladresse de sa part, ce qu'il y a de mieux à faire, c'est de lui faire remarquer que la faute vient de lui, et que dans une autre occasion il doit mieux prendre ses mesures. De même, lorsqu'un enfant veut prendre un objet qui pourrait le blesser, il ne faut pas lui faire de ces contes absurdes, comme de lui dire que l'objet qu'il veut saisir le mordra, ou que le loup le mangera : il faut tout simplement lui montrer le danger qu'il court. Les petits enfants aiment à prendre les épingles, dont la petite tête brillante les tente ; il faut leur montrer la pointe et la leur faire sentir légèrement, en leur disant qu'elle pique. Ils pourraient les porter à la bouche et les avaler; on doit donc les leur faire craindre.

De la peur.

Je ne dois pas omettre de traiter aussi la question de la peur. Les enfants ne la connaissent le plus souvent que par les mauvais exemples, ou parce qu'on leur en fait naître l'idée : on doit donc éviter tout ce qui pourrait produire ce résultat.

L'obscurité est ordinairement fort redoutée des enfants. Il faut faire en sorte que l'idée d'en être effrayés ne leur vienne même pas; les y conduire sans hésitation et sans crainte, leur apprendre seulement à y marcher avec les précautions que cette situation exige; conserver pendant qu'on s'y trouve sa même gaîté; continuer le petit sujet d'entretien commencé, et avoir l'air de ne faire aucune différence entre la lumière et l'obscurité: il faudrait enfin que les enfants ne sussent pas même ce que c'est que le mot *peur;* qu'on ne le prononçât jamais devant eux. Qu'on ne craigne pas de les rendre téméraires ; l'absence de la peur n'exclut pas la prudence ; au contraire, un enfant qui ne sera pas peureux verra bien mieux le danger, puisqu'il conservera son calme, et l'instinct de la conservation, inné chez l'homme, lui apprendra suffisamment à se garantir du danger véritable. Lorsqu'un objet quelconque l'effraie, il faut s'en approcher, le toucher soi-même, le lui faire toucher aussi. Si c'est un animal, le caresser ; si c'est un bruit violent, le tonnerre par exemple, montrer qu'on n'est point ému et en parler comme d'une chose naturelle et fréquente à laquelle il faut s'habituer.

Du petit langage des enfants.

Je crois qu'on a tort de faire apprendre aux enfants un langage différent de celui qu'ils doivent parler toujours, soit dans l'espérance de hâter le moment où ils parleront, soit parce qu'on y trouve de la gentillesse. Ils peuvent prendre des vices de prononciation qui seront fort difficiles à corriger par la suite. Lorsqu'ils apprennent des mots inventés pour eux, ils refusent ensuite de chercher à en dire d'autres, ils trouvent inutile d'apprendre deux langages ; ainsi, loin de hâter, on retardera beaucoup le moment où ils doivent parler franchement, et ce qui au premier moment semblait une gentillesse dans leur bouche devient niais et désagréable lorsqu'ils sont plus grands ; et ce langage, loin d'avoir la grâce qu'ils lui donneraient eux-mêmes en estropiant les mots, devient lourd parce qu'il n'est pas naturel. J'engage donc à parler correctement, nettement aux petits enfants.

Ces principes et ceux que j'ai cherché à introduire dans le corps de ce petit ouvrage sont très-importants, et serviront de base à ceux qui seront inculqués plus tard. Ils offrent de grandes difficultés dans leur application. Pour les mettre en pratique, il faudrait être parfaitement juste, raisonnable et maître de soi : où trouver toutes ces vertus réunies ?..... Cherchons donc à nous en rapprocher le plus possible ; que leur étude fasse l'objet le plus habituel de nos réflexions ; car la tâche que

vous avez à remplir, jeunes mères, en éle-
vant des hommes, est la plus belle, la plus
noble, la plus utile et la plus difficile de
toutes!...

CHAPITRE VIII.

DES MALADIES ET DES INDISPOSITIONS PARTI-
CULIÈRES A L'ENFANCE.

Il me reste à parler des maladies, des accidents et des indispositions ordinaires à l'enfance. Il n'entre point dans mon plan, parce
que cela est hors de ma portée, d'indiquer les
traitements à suivre dans leurs cours entiers,
et surtout dans les maladies; mais seulement
de dire ce *qu'il faut faire* lorsqu'il n'y a rien
de grave ou avant l'arrivée d'un médecin ;
enfin quels sont les symptômes à la présence desquels on ne doit pas hésiter à se
procurer les secours de l'art. Souvent on attend trop tard; chez les enfants, le mal fait

dès progrès d'une rapidité quelquefois ef-
frayante. Je traiterai aussi quelques questions
qui se rattachent à mon sujet sans en faire
précisément partie essentielle.

Deux maladies presque inhérentes à l'enfance
ou à la jeunesse, et auxquelles se joignaient
autrefois la petite vérole dont l'admirable dé-
couverte de la vaccine est venue nous déli-
vrer, sont la rougeole et la coqueluche.

De la coqueluche.

La coqueluche est rarement mortelle, et ne
le serait, je crois, jamais, si d'autres maladies,
en se compliquant avec elle, n'en aggravaient
les accidents. Aux premiers abords, elle a
l'apparence d'un rhume violent ; mais bientôt
ses caractères distinctifs la font reconnaître :
la toux, au lieu d'être partielle ou successive
sans suffocation, n'a jamais lieu que par
quintes longues et mêlées de suffocations ;
l'enfant perd haleine et devient violet ; il
bave, ses yeux et son nez coulent. Si la coqueluche n'est pas forte, que les suffocations

ne se renouvellent pas très-souvent, que l'enfant ne paraisse pas très-souffrant, elle ne demandera que fort peu de remèdes et de très-anodins : un peu de diète, se borner au lait de la mère par exemple ; quelques cataplasmes posés le soir sur l'estomac et remplacés le jour par un plastron de flanelle ou de coton en poil qui s'étendrait sur le ventre et sur la poitrine ; quelques boissons délayantes et tièdes, telles que de l'orge ou de l'infusion de fleurs pectorales, suffiront pour atténuer le mal, qui doit nécessairement parcourir les diverses périodes qui lui appartiennent : au bout de six semaines environ l'enfant sera débarrassé. Mais si les suffocations sont violentes, qu'elles soient accompagnées de fièvre ou de convulsions, il faut appeler un médecin ; il serait nécessaire d'employer des moyens d'évacuation et des dérivatifs sur la peau, dont on ne doit faire usage que sous la direction d'un homme de l'art.

De la rougeole.

La rougeole est une maladie qui agit d'abord

à l'intérieur et affecte quelquefois les poumons ; elle se manifeste à l'extérieur, lorsque la crise intérieure commence à s'apaiser, par une multitude de petits boutons imperceptibles qui portent une petite auréole fort rouge. Cette maladie peut être mortelle. C'est au moment de l'apparition de ces boutons qu'elle est surtout dangereuse ; si une cause quelconque, comme du froid par exemple, faisait disparaître cette éruption, l'irritation de la peau se reporterait subitement sur quelque organe intérieur, et pourrait y faire les plus grands ravages. La rougeole se manifeste d'abord par une toux violente et fort sonore, accompagnée de mal de gorge, d'un malaise général et d'une agitation extrême, qui durent deux, trois, quatre et jusqu'à six jours ; alors l'éruption a lieu. Il est très-important de tenir l'enfant chaudement à ce moment, de ne pas l'exposer à l'air. Il faudrait lui faire garder le lit, ce qui est fort difficile et même impossible avec un enfant à la mamelle. On doit donc le tenir dans une chambre modérément chauffée, et le bien couvrir. Un de mes enfants a eu la rougeole à neuf mois : je lui avais fait une ample et longue camisole en futaine de laine, que je lui mettais par-dessus ses brassières et ses langes, et que je ne lui faisais pas quitter le jour ; elle tombait jusqu'à ses genoux.

Aux premiers symptômes de la rougeole, il est fort difficile de la reconnaître ; mais on peut la traiter comme un rhume. Aussitôt qu'on acquiert la certitude de sa présence, il faut appeler un médecin. Si la maladie suit son cours naturel, en dix ou douze jours il n'en restera plus de traces.

La gravité de la maladie ne me permet pas d'indiquer les moyens de guérison ; cependant, si l'enfant ne paraissait pas très-souffrant, avec la diète, des boissons chaudes de fleurs pectorales mêlées de bourrache, et en n'exposant pas le malade au froid, on atteindrait sans danger la guérison, qui arriverait après le temps nécessaire à l'accomplissement de cette crise.

Des dérangements de ventre et d'estomac chez les enfants.

Les enfants ont très-souvent de l'irritation

aux entrailles et à l'estomac, et lorsqu'ils sont très-jeunes, l'état de l'atmosphère influe beaucoup sur eux, leur cause des coliques et leur donne le dévoiement ; alors les selles changent pour ainsi dire de nature : de jaunes et un peu consistantes qu'elles étaient, elles deviennent très-liquides, vertes, glaireuses et fréquentes ; l'enfant est altéré, grognon, agité ; il a même souvent un peu de fièvre. Tant que cela ne prend pas plus de gravité, on peut le traiter sans avoir recours à un médecin. Alors on doit baigner l'enfant plus longtemps et plus souvent qu'à l'ordinaire, dans de l'eau de son, et même deux fois par jour ; lui mettre des cataplasmes sur le ventre, et lui administrer quelques petits lavements émollients à peine tièdes.

Pour donner un lavement à un enfant à la mamelle, il est infiniment préférable d'avoir une demi-seringue portant un canon de gomme élastique, qu'on a le soin de couvrir d'huile avant de l'introduire dans le fondement, et dont on fait jaillir un peu d'eau, afin qu'il ne reste pas dans la seringue de l'air, qui s'introduirait dans l'intestin et empêcherait de garder le lavement. Afin que l'enfant ne le rende pas à l'instant même, on serre ses petites fesses avec les doigts. Comme toutes les fois que l'économie animale est dérangée, on doit le mettre à la diète, ne pas le sortir le soir ou quand il fait du brouillard ; s'il est altéré, lui donner de l'eau d'orge à boire ; la mère devra chercher à rafraîchir son lait en faisant usage de bains et d'une nourriture plus douce et plus rafraîchissante que celle à laquelle elle est habituée.

De la constipation.

Les enfants, au contraire, sont quelquefois constipés, ce qui est bien moins grave que la diarrhée, et est même ordinairement le signe d'un bon estomac, de digestions bien faites. Mais ces pauvres petits souffrent de ne pouvoir aller à la selle, et s'épuisent en efforts qui sont très-fatigants et peuvent même causer la rupture d'un vaisseau dans la poitrine ou dans la gorge. Cette constipation n'est pas toujours causée exclusivement par la dureté des excréments, mais aussi par la paresse du gros intestin et le resserrement de l'anus. Les bains conviennent parfaitement pour modérer cette disposition. Pour cette sorte de resserrement, de contraction qu'éprouve l'anus, il y a un moyen bien simple d'y remédier, ou au moins de faciliter la selle dont l'enfant a un pressant besoin; c'est d'employer un petit suppositoire. Un suppositoire peut se faire avec du beurre de cacao, du savon, un morceau de cire, ou tout simplement avec une carotte ou *un trognon de chou*, etc. Le suppositoire aura la longueur de six à sept centimètres, et sera de la grosseur du petit doigt; il sera arrondi dans la longueur, pointu d'un bout et coupé à plat de l'autre. On le couvre d'huile, puis on introduit le bout pointu dans l'anus avec beaucoup de précautions, et on l'y tient enfoncé presque dans toute sa longueur pendant quelques secondes, malgré les efforts que fait l'enfant pour le repousser; on l'ôte, et ordinairement l'enfan va à la selle immédiatement.

Manière de placer l'enfant pour recevoir un lavement ou un suppositoire.

Pour mettre un suppositoire ou pour donner un lavement, il faut mettre l'enfant sur le dos et lever ses jambes en l'air, et non le poser sur le ventre, ce qui le lui comprimerait et l'empêcherait de garder le lavement ou le suppositoire.

Des vers.

Quelquefois les enfants ont des vers, ce qui est pourtant moins fréquent qu'on ne le pense, c'est-à-dire qu'il est rare qu'un enfant à la mamelle en ait assez pour que cela puisse l'incommoder ou le rendre malade, quoiqu'il en ait presque toujours quelques-uns. On se laisse facilement aller à donner des vermifuges, ce qui n'est pas toujours sans d'assez graves inconvénients. Les bains conviennent très-bien, parce qu'ils combattent également l'irritation intestinale, qui cause les vers ou est causée par eux. Si l'on a acquis la certitude qu'un enfant a des vers, par la présence de quelques-uns dans ses selles, et qu'on juge nécessaire de lui donner un vermifuge, je crois que le plus convenable, à tous égards, est le calomélas donné en petites dragées ou mêlé à un peu d'eau sucrée. Il est facile à prendre et peu irritant, pris à petites doses pendant deux ou trois jours le matin. Un, deux ou trois grains chaque matin, selon l'âge de l'enfant et l'effet qu'il produit sur lui, seraient suffisants. Il doit purger légèrement; encore, pour l'administrer, faudrait-il s'assurer que l'enfant n'a pas la langue d'un rouge animé sur les bords et à la pointe, ni le dévoiement; et pendant l'administration du vermifuge il conviendrait de le baigner tous les jours. Toutefois je pense qu'avant d'administrer du vermifuge, il vaut mieux consulter un médecin.

Des enfants noués.

Il arrive à quelques enfants de se nouer. Cette maladie a son siége dans les os, qui, au lieu de se développer dans leur forme naturelle, grossissent outre mesure dans les articulations, s'arquent, se développent mal dans toutes leurs parties, et finissent par entraver tellement la croissance du corps, que l'enfant reste tortu, bancroche, ou que le pauvre petit succombe. Cette maladie est devenue beaucoup moins commune depuis les écrits de J.-J. Rousseau, et ce bienfait mérite une portion du tribut de reconnaissance que nous lui devons. Elle est causée par le défaut d'air, d'exercice, et par les liens dans lesquels on enlace les pauvres enfants à leur naissance : elle n'existe guère que dans les villes. Je suis convaincue qu'un enfant qui ne sera jamais serré dans son maillot, qui sera baigné, promené, bien nourri, ne se nouera jamais. Il n'y a que les enfants forts délicats qui peuvent y avoir de la disposition.

Si on s'apercevait qu'un enfant commençât à se nouer, il faudrait le mener à la campagne, l'exposer au grand air, au soleil, le laisser bien libre de tous ses mouvements, le baigner beaucoup dans de l'eau aussi peu chaude qu'il serait possible de la lui faire supporter, et dans laquelle on pourrait faire bouillir quelques herbes aromatiques, telles que de la sauge, du romarin, de la lavande; si la saison le permettait, lui faire prendre des bains de rivière, puis lui donner une nourriture substantielle, lui faire manger de la soupe grasse, sucer des os, boire du vin mêlé d'eau, le frotter trois fois par jour avec une brosse anglaise ou une flanelle; et si, malgré tous ces soins, on n'obtenait pas assez promptement d'amélioration, il faudrait consulter un médecin et ne pas attendre pour cela que le mal fût grave. L'huile de morue semble avoir eu de bien heureux résultats depuis quelque temps, et ne peut être administrée que par les conseils d'un homme de l'art. Je n'aurais pas parlé de cette maladie, dont la marche est toujours si lente qu'elle permet de consulter un médecin, si ce n'eût été pour donner une nouvelle preuve de l'avantage qu'il y a à s'écarter de la vieille routine dans la manière d'élever les enfants.

De l'ictère ou jaunisse des nouveau-nés.

Souvent, deux ou trois jours après la naissance, un enfant devient excessivement jaune : cet état s'appelle l'ictère ou la jaunisse des nouveau-nés. C'est une affection très-commune et nullement dangereuse, disparaissant au bout de quelques jours sans traitement. Si j'en fais mention, c'est seulement pour qu'on ne s'effraie pas de cette coloration jaune de la peau, et qu'on ne veuille pas en faire une maladie en la traitant inutilement, et même nuisiblement. Cependant, lorsque cette jaunisse persiste, il faut appeler un médecin, et en attendant faire boire au petit, s'il est resserré, un peu de petit-lait ou d'eau miellée.

Du muguet ou millet.

Le muguet ou *millet* attaque particulièrement les enfants à la mamelle. Cette maladie se manifeste ordinairement dans la bouche par de petits points ronds très-blancs, situés à l'intérieur des lèvres et sur les bords de la langue, et qui se répandent dans tout l'intérieur de la bouche ; l'enfant paraît souffrir en tétant. Si la maladie est légère et sans fièvre, le lait

de la mère, en baignant l'intérieur de la bouche, sera le meilleur remède ; il doit aussi
être, dans ce cas, le seul aliment de l'enfant ;
mais si la maladie s'aggrave, il faut appeler
un médecin.

Du croup.

Le croup est une maladie tellement grave,
que je ne me permettrai de donner aucun con-
seil sur son traitement. Heureusement, cette
maladie est extrêmement rare ; on la confond
très-souvent avec le faux croup, qui n'est pas,
à beaucoup près, aussi inquiétant, mais porte
une partie des mêmes symptômes. Comme il
est très-difficile de les distinguer, je m'abstien-
drai d'en parler; seulement, j'engagerai fortement les mères qui entendront tousser leur
enfant d'une manière extraordinaire, à appeler
de suite un médecin.

Du gonflement des glandes.

Les enfants sont sujets, surtout à Paris,
au gonflement des glandes du cou ; elles en-

flent tellement chez certains enfants, qu'on croit qu'elles vont abcéder, et abcèdent même quelquefois. Lorsqu'elles sont gonflées, les enfants bavent beaucoup, ce qui les fatigue plus encore que le gonflement même qui cause la salivation. Il faut leur envelopper le cou avec une petite mentonnière, dans laquelle on met un peu de coton en poil, ou une petite peau de cigne, et remplacer cela la nuit par un cataplasme couvert, comme je l'ai dit, d'un taffetas ciré. Si le gonflement ne disparaît pas, comme il peut être produit par plusieurs causes dont quelques-unes auraient leur source dans un vice du sang, il faut consulter un médecin, d'autant plus que si une de ces glandes venait à abcéder, il serait bien préférable de lui faire une petite incision, qui éviterait beaucoup de douleurs à l'enfant et ne laisserait qu'une légère cicatrice; tandis que si le mal perçait de lui-même, la cicatrice serait plus apparente; et pour une fille surtout, c'est une chose à éviter avec soin.

Des dartres farineuses.

Il se montre fréquemment, sur le corps des enfants et sur leur petite figure surtout, de petites dartres farineuses ; elles ne doivent en aucune façon inquiéter, il n'y a rien à faire ; elles passeront comme elles sont venues, sans conséquence.

Des enfants scrofuleux et dartreux.

Je ne parlerai point des enfants scrofuleux ou dartreux ; ces maladies sont tout à fait du ressort de la médecine.

Des convulsions.

Les convulsions sont un effet, et non une cause; je crois donc qu'il est plus important de s'attacher à empêcher la cause de naître qu'à en combattre l'effet. Je pense que le régime que je voudrais qu'on fît suivre aux enfants, la manière de les vêtir, de les nourrir, de les élever enfin, contribuerait puissamment à éviter les convulsions. Elles paraissent quelquefois sans avoir aucune cause connue, ou qu'on ait pu prévoir ou éviter; ainsi un accident, comme l'introduction d'un corps étranger dans le larynx, une forte indigestion, une peur violente, peuvent causer des convulsions, de même qu'une maladie qui aurait son siége dans le cerveau ou dans quelque autre important organe. J'ai dit, à l'article dentition, ce qu'il y avait à faire au premier moment pour les convulsions, je me renfermerai dans ce que j'ai dit pour les autres cas où elles peuvent attaquer un enfant; et comme elles sont nécessairement l'indice d'une atteinte quelconque fort sérieuse, si elles ont de fréquentes récidives, je pense qu'il est indispensable d'appeler un médecin pour examiner l'enfant avec l'attention la plus scrupuleuse et chercher à en découvrir la cause. Je suis convaincue aussi que tous les prétendus préservatifs en réputation ou en usage contre les convulsions sont d'absurdes tromperies offertes à la crédulité des pauvres mères.

De la brûlure.

Les accidents les plus ordinaires aux enfants sont les brûlures, les contusions, les entailles à la tête, les coupures. Il existe pour la brûlure un remède parfait et fort simple, qui a été expérimenté et employé par les gens les plus habiles de l'art. Son emploi est très-facile : c'est l'application du *coton en poil* sur la brûlure aussitôt qu'elle vient d'avoir lieu. S'il se forme des pustules ou cloches, il faut les percer de part en part avec des ciseaux ou avec une grosse aiguille, de manière qu'il y ait deux issues, et laisser écouler la sérosité qu'elles contiennent. Alors on pose sur toute l'étendue de la brûlure, et même un peu au delà, une plaque de coton en poil de l'épaisseur d'un doigt environ ; on la recouvre d'une compresse et on la bande comme un vésicatoire. Au premier moment que cet appareil est placé, la douleur s'exaspère ; mais peu de minutes après elle s'apaise, et l'enfant, fatigué de ses cris et de ses pleurs, s'endort ordinairement, calmé par le coton. Si la brûlure a détruit la peau, et qu'il n'y ait point de cloches, le remède sera aussi efficace ; il agit aussi sur une brûlure qui n'a pas été assez grave pour enlever la peau ou former des cloches.

Si la brûlure était à la main ou au pied, et que les doigts fussent atteints, il faudrait envelopper chaque doigt séparément, parce que le coton n'agirait pas sur les parties qui se toucheraient entre elles ; puis, pendant la cicatrisation, il pourrait s'opérer une jonction entre les doigts qui les lierait les uns aux autres. Les doigts bien séparés par le coton, une seule compresse et une seule bande suffisent pour envelopper toute la plaie.

Souvent la suppuration ne s'établit pas sous le coton ; il s'imbibe des sérosités qui s'écoulent de la brûlure, et la cicatrice se fait sous le coton sans laisser une trace apparente de la brûlure. Au bout de huit à dix jours, selon la gravité du mal, la guérison est complète. Pour s'en assurer, on débande la plaie, et on examine si le coton tient encore ; s'il est adhérent, il n'y a rien à faire pour le détacher, on doit rebander la plaie et attendre; si la guérison est achevée, il s'enlève d'un seul morceau, comme la croûte d'un bouton bien guéri; il ne reste plus que de la rougeur; mais comme le nouvel épiderme est encore fort tendre, on doit le couvrir pendant quelques jours pour lui donner le temps de se raffermir. Si, à la suite de la brûlure, on s'apercevait qu'il se fût établi une suppuration abondante sous le coton, il faudrait l'enlever en le détachant doucement au moyen de lotions et de bains; mais cela n'arrivera que rarement, si le pansement a été bien fait. Après avoir enlevé le coton, s'il ne paraissait pas y avoir une grande inflammation, on laverait la brûlure avec de l'eau légèrement blanchie avec de l'extrait de Saturne, et on la panserait trois fois par jour avec du cérat étendu sur du papier brouillard; si, au contraire, il se montrait une grande inflammation, l'eau pure conviendrait mieux pour laver la plaie qu'une décoction de guimauve, qui serait trop relâchante; on panserait de même avec le cérat.

Des blessures à la tête.

Les blessures à la tête sont, comme je l'ai dit, fort effrayantes, mais peu dangereuses. Lorsqu'un enfant s'est fait une entaille à la tête, on doit laisser saigner la plaie sans la toucher ; lorsque le sang commence à tarir, si la plaie se trouve sous les cheveux, on les coupera ras la peau, puis, avec de petites bandelettes de taffetas d'Angleterre ou de diachylon de trois millimètres de largeur et de quatre à six centimètres de longueur environ, on rapprochera les lèvres de la plaie. On colle d'abord un des bouts de ces bandelettes, de manière qu'elles se trouvent placées en croix sur la blessure ; on rapproche avec les deux doigts de la main gauche les lèvres de la plaie jusqu'à ce qu'elles se touchent exactement, puis on colle l'autre bout de la bandelette. On en place ainsi plusieurs, en laissant entre elles un petit intervalle par lequel les sérosités de la plaie peuvent s'échapper ; on couvre ensuite ce pansement avec de la charpie et on le bande : si la plaie a été bien rapprochée, elle se reprendra promptement et ne laissera qu'une cicatrice imperceptible ; mais si on a lavé la blessure, que les parties ne soient pas intimement rapprochées, ou qu'il y ait le moindre corps étranger dans la plaie, il s'établira une suppuration nécessaire à la cicatrisation ; alors il faudra renouveler la charpie lorsqu'elle sera trop impreignée d'humeur, laver la plaie avec de l'eau qui ne soit ni chaude ni froide, et bander la plaie de nouveau.

Des coupures.

Si la blessure était sur le front, ce qui est très-fréquent, il faudrait mettre le plus grand soin au pansement, pour tâcher d'obtenir une guérison sans suppuration : le pansement est plus facile à cause de l'absence de cheveux ; on a plus de chances de succès.

Les coupures se pansent comme les blessures à la tête ; si elles sont dans l'intérieur de la main, par exemple, pour la panser, on fait tenir la main un peu fermée, ce qui rapproche tout naturellement la plaie; si c'était dessus, il faudrait faire le contraire, la cambrer en dehors.

Des contusions.

Une contusion à la tête peut offrir quelques dangers, parce qu'elle ne produit pas, comme l'incision, une émission sanguine qui dégage l'affluence du sang qui se porte à la partie atteinte, et qu'on peut craindre un retentissement au cerveau. Si le coup a été violent, il est bon de donner un bain de pieds; et si l'enfant, au moment de la chute, avait perdu connaissance, ou qu'elle fût suivie d'un assoupissement, il faudrait appeler un médecin : je l'ai dit précédemment. Cependant, s'il y avait impossibilité de se procurer des secours, on poserait deux ou quatre sangsues, selon l'âge de l'enfant, derrière les oreilles; et lorsque l'émission sanguine serait arrêtée, on mettrait les pieds de l'enfant à l'eau : on continuerait ces petits bains deux ou trois fois par jour pendant deux ou trois jours.

Des moyens à employer pour arrêter l'écoulement du sang par la piqûre de la sangsue.

Je dois parler ici de la difficulté qu'on a quelquefois d'arrêter chez les enfants l'écoulement du sang produit par les sangsues, qui peut offrir de réels dangers. Pour l'arrêter, on peut d'abord mettre sur la piqûre, à l'instant même où on vient d'essuyer le sang, un très-petit morceau d'amadou bien doux qu'on déchire d'un plus grand, et qu'on trempe dans la poudre de colophane : on le tient un moment avec le doigt sur la piqûre. Si cela ne réussit pas, on posera le doigt à nu sur la piqûre, et on l'y tiendra avec persévérance quelquefois pendant une heure et plus. On peut aussi employer un crayon de nitrate d'argent (ou pierre infernale), avec lequel on cautérise la plaie ; si enfin tous ces soins étaient superflus, il faudrait se résigner à une cautérisation par le feu : on ferait rougir à blanc un petit morceau de fer dont la surface serait de la grandeur de la piqûre, et on l'appliquerait dessus un instant. Il est cruel d'être obligé d'en venir à une telle extrémité; mais le sang circule avec tant d'activité chez les enfants, qu'ils pourraient le perdre entièrement par des piqûres de sangsues. On ne doit recourir à la cautérisation par le feu, que si l'enfant se décolorait tout à fait.

On ne saurait trop s'appliquer, dans les familles, à apprendre à bien arrêter le sang de la piqûre des sangsues; beaucoup d'enfants ont péri par cette cause, ou sont restés languissants, ayant perdu trop de sang. Les adultes même ne sont pas exempts de ce danger.

Des gerçures.

Les enfants ont quelquefois les lèvres et le nez gercés, même le menton et les joues, lorsqu'il fait froid ou qu'ils sont enrhumés du cerveau : un peu de beurre de cacao les soulage beaucoup. On présente le morceau de beurre de cacao au feu, et lorsqu'il commence à fondre, on en frotte légèrement les parties malades. Les cuisses des enfants se gercent aussi; il faut employer le même petit remède.

Des rhumes.

Les rhumes de poitrine sont rarement graves chez les enfants à la mamelle. Lorsqu'ils sont enrhumés, on peut leur mettre le soir un petit cataplasme sur la poitrine; l'enlever le matin avec soin, afin d'éviter l'impression de l'air, et le remplacer par une plaque de coton en poil ou un morceau de flanelle. Un peu de diète et le lait de la mère suffisent ordinairement pour les guérir. Dans les rhumes de cerveau, un petit bain de pied donné le soir débarrassera le nez, de manière que la respiration sera plus libre.

Des frictions.

Un usage excellent est celui de frotter les enfants avec la main, ou avec une brosse anglaise. Tous les soirs et tous les matins, au moment de les habiller, on doit les frotter surtout sur les articulations. En hiver, on se placera devant le feu, et on posera l'enfant sur ses genoux; en été, il sera frictionné dans son berceau. Ces frictions plaisent beaucoup aux enfants ; vous les voyez s'étendre, s'étirer en tous sens. Il faut aussi frotter la tête et les reins. On peut employer une flanelle, si on ne veut pas de la brosse anglaise; le frottement de la main seul leur fera infiniment de bien.

Réflexions.

Je suis bien loin d'avoir parlé de toutes les maladies et de tous les accidents qui peuvent atteindre les enfants pendant l'allaitement; je n'ai point l'intention de prévoir les cas qui ne sont pas ordinaires, et qui, par conséquent, rentrent tout à fait dans le ressort de la médecine: ce petit traité n'est point un livre de médecine, mais tout simplement les conseils d'une mère expérimentée à celles qui le sont moins qu'elle. A ce propos, je vais, au contraire, employer tous mes moyens de persuasion à détourner les jeunes mères d'accueillir la multitude de conseils et de remèdes qu'on s'empressera de leur offrir à la moindre indisposition de leurs enfants. Qu'elles restent sourdes à tous ces avis donnés trop souvent par l'ignorance à tort et à travers, et inspirés par des préjugés désolants et même désastreux : il semble que l'enfance soit le patrimoine du commérage. On ne saurait trop éviter de droguer les enfants ; le meilleur remède de tous, et le seul à peu près que l'on puisse employer sans le secours des personnes qui ont fait une étude de l'art de guérir, c'est la diète : c'est le remède de la nature. Je pourrais peut-être y ajouter les bains ; car, chez les enfants, la plupart des maladies sont dues à l'excès de vie, à la vivacité de la circulation du sang qui se porte avec trop d'abondance sur un organe ou sur un autre : les bains sont un des plus puissants et le plus naturel palliatif de ces accidents. Un enfant qui n'aurait pas ces dispositions, qui serait d'un tempérament lymphatique, ne serait pas dans les conditions ordinaires, et devrait être assujéti à un régime particulier prescrit par un médecin. Tant qu'un enfant n'a que les indispositions habituelles à son âge, on doit se borner à l'observer, dans la crainte que le mal ne s'aggrave sans qu'on s'en aperçoive; retrancher une partie de sa nourriture; le baigner; employer quelques petits moyens anodins qui ne peuvent agir que très-faiblement; le promener, l'exposer au grand air, bien pur, et attendre avec patience que le petit nuage passe. Mais si le mal empire, que la fièvre s'empare de lui, ce qui est facilé à reconnaître par son extrême agitation, l'accélération de sa respiration et son grand abattement, et, dans les trois cas, à la chaleur de la peau, on doit s'adresser aux seules sources qui puissent donner des secours éclairés, à la médecine, et fuir avec fermeté les conseils de l'ignorance. Enfin il vaut mieux, mille fois mieux, ne rien faire, même dans un cas dangereux, que d'appliquer un remède à faux. La nature, toujours réparatrice, si elle n'est pas contrariée dans ses vues par une abondance nuisible de nourriture, ou par des remèdes administrés mal à propos, achèvera sa cure plus lentement peut-être que si elle recevait des secours bien entendus, mais plus facilement et plus promptement que si elle est contrariée par des remèdes inopportuns.

Rien ne peut contribuer davantage à fortifier, à améliorer la santé et la constitution
d'un enfant, que l'habitation de la campagne;
et si une partie des enfants faibles qui sortent
des villes pour être nourris dans les villages
reviennent chez leurs parents, ce n'est le plus
souvent qu'à l'air pur et vivifiant qu'ils ont
respiré qu'ils doivent l'existence. Aussi des
enfants qui ne seraient point livrés à des
mains mercenaires, mais qui recevraient à la
campagne les soins tendres et éclairés d'une
mère dévouée à ses devoirs, qu'elle aurait étu-
diés, acquerraient nécessairement une bonne
santé et répareraient les défauts de constitution que des parents faibles auraient pu leur
communiquer. Une femme qui nourrit, pour
obtenir ces avantages, doit réunir tous ses
efforts pour aller au moins une partie du temps
de l'allaitement habiter la campagne ; et si elle
ne le peut absolument, elle doit consacrer une
grande portion de son temps à la promenade :
qu'elle ne pense pas le perdre ainsi, c'est le
meilleur emploi qu'elle puisse en faire. Mais
qu'on n'espère pas obtenir ces résultats en

mettant ses enfants en nourrice : le défaut de soins ou ceux mal entendus qu'on leur donne, les dangers auxquels ils sont exposés, les préjugés et la vieille et mauvaise routine au milieu desquels il sont élevés, sont des ennemis tels, que la bienfaisance de l'air ne peut les compenser; elle pourrait tout au plus conserver une existence frêle et délicate; mais l'améliorer, il serait inutile de l'espérer.

Il y a sans doute quelques nourrices qui conçoivent pour leur nourrisson un attachement plus puissant, plus vrai que celui que peut faire naître le profit qu'elles en retirent ; mais il n'en est point, dans les provinces surtout, qui ne les enveloppe dans l'absurdité de leurs préjugés et de leur ignorance. Les paysans ont en général une constitution plus robuste que celle des habitants des villes, et surtout des classes élevées de la société : cela tient à l'air qu'ils respirent, à l'emploi continuel de leurs forces physiques, et à ce que tous les enfants qui naissent faibles et délicats meurent presque aussitôt leur naissance, et qu'alors il n'arrive à l'état de puberté que ceux fortement constitués. Leurs enfants naissent donc généralement plus forts que les nôtres, puisqu'ils doivent le jour à des parents plus robustes; mais ce serait une grossière erreur de croire que le lait et les soins des paysannes pourraient placer leurs nourrissons dans les mêmes conditions que leurs propres enfants; ils se trouvent, au contraire, chez eux, dans le cas de leurs enfants faibles, et y meurent comme eux bien souvent.

CHAPITRE IX.

DE L'ALLAITEMENT AU BIBERON. — DES NOURRICES
SUR LIEU, ET DU BLANCHISSAGE DU LINGE
DES ENFANTS. — CONCLUSION.

De l'allaitement au biberon.

Dans certaines provinces et à Paris, où l'on a senti sans doute plus vivement le danger de mettre les enfants en nourrice, beaucoup de mères, croyant ne pas pouvoir nourrir, se déterminent à élever leurs enfants au biberon. Je crois que c'est un faux calcul pour la plupart des mères, et qu'il est beaucoup plus fatigant pour elles d'élever leur enfant entièrement au biberon, que de l'allaiter en partie. C'est l'insomnie et la fatigue causés par les soins que réclame l'enfant, plutôt que le lait qu'on lui donne, qui peuvent altérer la santé. A moins, comme je l'ai déjà dit, qu'une femme ne porte en elle de ces maladies qui peuvent se communiquer à son enfant ou que l'allaitement aggraverait, une mère fera infiniment mieux de nourrir. Dans le cas où cela serait impossible, je pense que si sa fortune le lui permet, elle fera sagement de prendre une nourrice chez elle ; dans le cas contraire, de mettre son enfant en nourrice, en apportant le soin le plus minutieux au choix qu'elle ferait, en exerçant une surveillance continue sur la nourrice, et en lui donnant des conseils et des moyens pour apporter des améliorations *à sa mode*. Si enfin la tendre mère ne pouvait se décider à se séparer de son enfant, et qu'elle se déterminât à l'élever par un moyen artificiel, elle doit apporter la plus grande attention à la préparation de ses aliments, les surveiller sans cesse, les préparer elle-même. L'emploi des biberons de Mme Lebreton ou de ceux de M. Darbot, serait ce qu'il y aurait de plus convenable. On donnerait du lait de vache toujours *cru*, mêlé avec de l'eau d'orge par parties égales et légèrement sucré. Dans les premiers temps, on en ferait l'unique aliment, et on commencerait à faire manger l'enfant de très-bonne heure, à quinze jours par exemple, en faisant usage de panades bien claires; on emploierait la petite saucière dont j'ai parlé pour le faire manger; on se conduirait enfin envers lui absolument comme je l'ai indiqué en parlant des moyens de subvenir au défaut de lait des mères; mais, privé de sa nourriture naturelle, il ne faut pas espérer les mêmes résultats. J'ai pourtant vu des enfants élevés au biberon qui venaient assez bien; mais leurs mères m'ont toujours dit qu'elles éprouvaient beaucoup de difficultés et avaient beaucoup de peines.

Quelques personnes croient qu'il est absolument nécessaire d'avoir du lait de la même vache pour réussir un allaitement au biberon ; je pense que ce serait mieux, mais pas indispensable. L'important est que le lait soit pur et toujours donné cru : le lait, en bouillant, je l'ai déjà dit, perd une partie des conditions qui l'approprient à l'estomac des enfants.

Il y a des vaches dont le lait est tellement chargé de beurre, qu'il y entre presque pour le tiers ; je crois que ce lait serait très-mauvais à donner à un enfant : il faudrait, de préférence, choisir celui d'une vache nouvellement vêlée. Le lait de femme contient très-peu de parties grasses et de fromage ; celui des vaches nouvellement vêlées en contient moins que celui de celles qui le sont depuis longtemps. Le lait de chèvre serait peut-être préférable ; mais il n'est pas toujours facile de s'en procurer. Si on donnait du lait de chèvre, on y mettrait moins d'orge.

Des nourrices sur lieu.

Une nourrice sur lieu est le meilleur moyen

de remplacer l'allaitement maternel, quoiqu'il soit loin d'en avoir tous les avantages : le lait d'une étrangère ne peut jamais être approprié à l'enfant comme celui de la mère, et l'on voit fréquemment une nourrice faire de son enfant un très-bel élève lorsque son nourrisson dépérit. Je répète qu'une nourrice est le meilleur moyen de remplacer une mère, mais aussi il entraîne après lui de graves inconvénients. Si le hasard ne fait pas tomber votre choix sur une femme parfaitement douce et docile, vous introduisez chez vous une sorte de maître dont il est difficile de s'affranchir.

Dès le premier jour de l'entrée d'une nourrice dans une maison, il faut lui montrer que vous voulez vous conduire à votre guise pour diriger la nourriture de votre enfant, et *non à la sienne*; briser sans hésiter toutes ses habitudes, toutes ses fausses idées, pour qu'elle voie bien que c'est son lait qu'on a acheté et non son savoir : car une nourrice sur lieu, si la mère comprend bien son devoir, sera une *machine à lait*. En compensation, on doit lui parler avec une extrême bonté, sans lui témoigner la moindre impatience pour ses maladresses et son ignorance.

On ne devra point l'introduire dans l'intimité de la famille, et cependant la garder près de soi le plus possible. Cette position est très-gênante pour les parents; elle est dépendante de ce mode d'allaitement. On doit faire tout pour que la nourrice ne s'ennuie pas : ce n'est pas en lui procurant des distractions qui ne sont ni dans ses habitudes ni dans ses besoins qu'on y réussira, et on la détournerait de ses devoirs. Le meilleur moyen est de ne jamais la laisser oisive, comme l'est ordinairement une nourrice sur lieu. Je ne saurais donc trop engager à la faire travailler; étant habituée au travail chez elle, l'inaction lui serait préjudiciable à tous égards. Loin de la faire servir par les autres domestiques de la maison, elle doit faire son service et celui de l'enfant qu'elle nourrit, et aider même les autres. On aura beau faire, elle sera encore loin d'être aussi occupée que chez elle. Elle a plutôt besoin d'exercice que d'un entier repos. Que sa volonté ne prévale jamais sur celle de la mère, et qu'on ne la laisse sortir seule que s'il n'est pas possible de faire autrement. Une mère doit faire avec la nourrice de son enfant comme si elle nourrissait elle-même ; son enfant n'attend pas son lait, mais il attend sa surveillance et sa tendresse, et même ses soins, qui ne peuvent se remplacer.

On a tort de combler une nourrice de présents pendant le cours de l'allaitement ; plus elle en aura, plus elle en voudra, et alors elle proportionnera le soin qu'elle aura de son élève aux cadeaux qu'on lui fera ; et comme il est dans la nature humaine de n'être jamais satisfaite, et que le plus sûr moyen de faire naître de nouveaux désirs est d'en contenter qui ne sont pas justes, alors son exigence et son avidité deviendront extrêmes, sans que pour cela son zèle en augmente.

Il conviendrait qu'elle couchât dans la chambre même de la mère de son nourrisson, ou dans une chambre très-voisine où elle pourrait être surveillée au moment où elle s'y attend le moins. On doit lui défendre expressément de coucher son nourrisson avec elle, et si elle enfreignait la défense , prendre l'enfant près de soi et la forcer à se lever la nuit pour venir le soigner ; elle se lassera promptement des conséquences de sa désobéissance et ne s'y exposera plus. On fera sagement d'éviter les commérages avec les autres nourrices ou les bonnes étrangères ; elle ne recevrait jamais que de mauvais conseils.

Sa nourriture doit être sans cesse surveillée : les femmes de la campagne qui viennent dans les villes pour allaiter les enfants ne sont point habituées à une nourriture substantielle. Si on les met à l'instant même à l'usage de la viande à tous les repas, leur santé en souffrira nécessairement pour plusieurs causes : d'abord la bonté des mets excitant leur appétit, elles mangeront outre mesure ; ensuite , leur estomac, n'étant pas habitué à ces aliments , en sera fatigué. En général, les nourrices sur lieu engraissent considérablement , ou maigrissent : l'un ou l'autre est une chose fâcheuse, et le signe certain de l'altération de leur lait. Pour éviter cela , il convient de les éloigner le moins possible de leur vie habituelle, de les faire tra vailler et de leur donner une nourriture saine et abondante, mais appropriée, autant que possible, à leurs habitudes. Si elles se comportent bien, il vaut mieux leur témoigner sa satisfaction par de la bonté, des soins, que par de l'argent; et si elles se conduisent mal, il n'y a pas à hésiter; il faut les menacer de les renvoyer, et le faire si elles ne se rendent pas à vos menaces : il sera beaucoup moins fâcheux pour un enfant de changer de lait que d'être confié à un lutin. Je suis convaincue même qu'il y a dans ce cas fort peu d'inconvénients; il y en aurait davantage à laisser un enfant dans les mains d'une femme qui aurait quelque défaut essentiel, ou voudrait le diriger à sa manière et ne pas se soumettre à la vôtre. Vers la fin de la nourriture, si on a été content, c'est alors qu'on pourra témoigner par de l'argent sa reconnaissance : c'est surtout au moment où une nourrice retourne dans sa famille que cette libéralité peut lui être profitable. On fera bien d'entretenir des relations avec elle ; un enfant ne doit pas oublier celle qui lui a donné son lait, même lorsqu'il est homme : rien ne peut payer ce service qu'un attachement durable. Une mère ne doit pas être jalouse de cet attachement ; c'est une garantie de celui qu'aura son enfant pour elle. Si elle n'a pas rempli son devoir parce qu'elle ne le pouvait pas, elle concevra de la reconnaissance pour celle qui l'a suppléée ; si elle ne l'a pas fait parce qu'elle n'a pas voulu s'en donner la peine, elle ne peut envier un bien qu'elle a abandonné volontairement, et doit encourager et soutenir un sentiment qui est louable et mérité.

Blanchissage du linge de l'enfant.

Beaucoup de personnes croient qu'il faut que les couches d'un enfant soient lessivées ; il y a même une sorte de préjugé enraciné qui dit : qu'il ne serait *pas sain* de les laver autrement. Ce qui n'est pas sain, c'est de mettre aux enfants du linge mal blanchi et mal séché ; et la lessive souvent n'empêche pas ces inconvénients : il est vrai que lorsqu'elle est bien faite, elle enlève mieux que tout autre mode de blanchissage *la crasse* du linge ; mais il n'y a pas de linge moins crasseux que celui des petits enfants. Il n'est donc point indispensable de mettre leurs couches à la lessive; et si l'on adopte, comme je l'ai indiqué, la toile de Bretagne, on les conservera d'une parfaite blancheur en les savonnant comme je l'ai toujours pratiqué, ce qui peut se faire dans tous les ménages avec beaucoup d'économie. Voici comme on s'y prendra :

Il faut avoir deux baquets en bois blanc (le chêne, lorsqu'il est neuf, tache longtemps le linge) d'une grandeur suffisante pour contenir facilement le linge sali dans une semaine, par exemple, et un grand chaudron de cuivre étamé.

Le soir, on fait trier le linge, c'est-à-dire mettre ensemble le plus sale, les couches et les langes qui ont reçu plus que de l'urine. On met le chaudron plein d'eau sur le feu, et lorsque l'eau est bien chaude, sans bouillir, on la verse dans les baquets. On prend chaque pièce de linge, on la trempe dans l'eau, et on la frotte avec du savon sur les parties les plus sales, comme les coulisses, le bas des manches, le devant des robes et des tabliers; puis on la roule et on la plonge au fond du baquet. On fait ainsi de tout le linge, en mettant dans un baquet le moins sale, et dans l'autre celui qui l'est davantage, en commençant par celui qui doit être lavé le dernier. On couvre les baquets avec une toile, et on laisse tremper le linge jusqu'au lendemain. On remet alors un peu d'eau chaude nouvelle, puis on frotte entre les mains les parties du morceau de linge les plus sales, en y ajoutant encore un peu de savon, puis ensuite la totalité sur une planche bien polie placée dans le baquet et qui s'y trouve un peu inclinée dans la longueur. Tout le monde, à Paris surtout, connaît l'usage des planches à savonner. Les pièces de linge suffisamment frottées sont tordues et entassées hors du baquet. Avant de terminer, on met le chaudron sur le feu à moitié plein d'eau nouvelle; lorsqu'elle est prête à bouillir, on coupe de petites tranches de savon bien minces, en quantité suffisante, que l'on jette dans le chaudron, et l'on remue avec une cuiller de bois, afin de faire dissoudre le savon et de faire *une bonne eau de savon*. Alors on met dans cette eau le linge décrassé, comme je l'ai dit, en commençant par le plus fin ; on anime le feu et on fait bouillir le linge pendant un quart d'heure à peu près. On retire chaque pièce en la prenant avec la cuiller et la laissant égoutter dans le chaudron pour la débarrasser de l'eau de *bouillage*, et on la dépose dans un baquet vide. On remet successivement dans le chaudron le reste du linge, s'il n'a pu tout contenir à la fois, et on y ajoute un peu de nouvelle eau et de savon, si le linge ne trempait pas bien ; puis, lorsque tout le linge sera bouilli et déposé dans les baquets, on y verse de l'eau claire pour le faire baigner, et on l'y laisse tremper jusqu'au lendemain. Alors on frotte de nouveau sur la planche en y ajoutant un peu de savon, s'il n'était pas parfaitement blanc ; mais ordinairement, s'il a été bien décrassé avant de bouillir, il suffit de le frotter sur la planche pour en faire sortir l'eau de qouillage. On tord et on rince dans deux eaux l'une après l'autre avec soin pour en faire sortir toute l'eau de savon, puis on passe à l'eau de bleu qu'on aura fait dissoudre dans de l'eau de puits, qui a la propriété de retenir davantage cette couleur.

Du linge toujours lavé ainsi restera parfaitement blanc, sans aucune odeur, et sera tout aussi sain que celui qui aurait été lessivé. Ce mode de blanchissage est peu coûteux, et peut très-facilement être employé dans les ménages, à Paris même.

Il ne faut pas étendre le linge au soleil; son action, loin de le blanchir, lui ferait perdre l'éclat que lui donne cette légère teinte bleuâtre.

Les couches et les langes doivent être ployés à moitié secs, puis empilés. Le lendemain, on les étend de nouveau sans les déployer entièrement, et on ne les serre que lorsqu'ils sont *parfaitement* secs ; les autres pièces de linge ont besoin d'être repassées.

On doit habituer une bonne ou une nourrice à laver et à repasser le linge de l'enfant qu'elles soignent; étant chargées de ce travail, elles apporteront plus de ménagement à éviter d'en salir: on trouvera ainsi économie des deux côtés.

Conclusion.

Ici se termine ce que j'avais à dire sur l'allaitement maternel et l'éducation des enfants jusqu'au sevrage. Si la tâche que je m'étais imposée est finie, la vôtre, jeunes mères, est loin de l'être. Ces êtres chéris près desquels vous avez pris tant de peines, et qui vous ont causé tant de fatigues et d'inquiétudes, réclament encore vos soins pendant bien des années, et les difficultés de votre tâche, loin de diminuer, ne feront que s'accroître. Mais ne vous effrayez pas ; le bonheur que vous trouverez à cultiver le cœur et les facultés de ces enfants que la société attend de vous aussi parfaits qu'il vous aura été facultatif de les lui donner, vous paiera grandement de vos peines.

L'éducation de vos garçons vous appartient encore quelque temps, vous devez faire tous vos efforts pour les disposer à recevoir l'éducation mâle qui leur convient et que vous ne pouvez leur donner; mais de vous seules ils peuvent recevoir les premières impressions

des sentiments qui doivent remplir le cœur
d'un homme de bien; et réfléchissez de quelle
importance il est pour eux de les y graver fortement, dans un siècle où le développement des
facultés de l'esprit est à peu près la seule chose
dont on s'occupe dans les établissements destinés à leur éducation ! Quant à vos filles, vous
devez les diriger jusqu'au jour où vous les re-
mettrez dans les bras d'un époux. C'est de vous
qu'elles doivent apprendre à être douces, ai-
mables, vertueuses, bonnes ménagères, dignes
épouses et tendres mères !...

FIN.

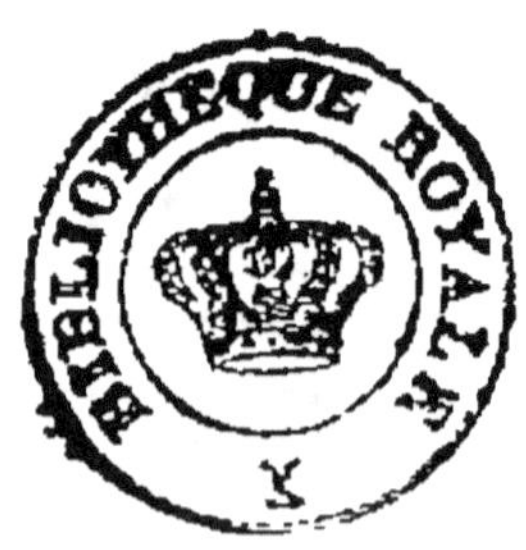

TABLE.

PREMIÈRE PARTIE.

CHAPITRE PREMIER.

DE LA MÈRE.

CHAPITRE II.

DES DERNIERS MOIS DE LA GROSSESSE.

CHAPITRE III.

DE L'ACCOUCHEMENT ET DE SES SUITES

CHAPITRE IV.

COMMENCEMENT DE L'ALLAITEMENT.

CHAPITRE V.

CONTINUATION DES SOINS A DONNER A L'ACCOUCHÉE, ET RÉGIME DE LA NOURRICE.

CHAPITRE VI.

DES MAUX DE SEINS.

━━◆━━

DEUXIÈME PARTIE.

DE L'ENFANT.

CHAPITRE PREMIER.

RÉFLEXIONS PRÉLIMINAIRES.

CHAPITRE II.

DE LA LAYETTE ET DU BERCEAU.

CHAPITRE III.

DES PREMIERS SOINS A DONNER AUX ENFANTS, ET DE L'ÉDUCATION QUI COMMENCE AU BERCEAU.

CHAPITRE IV.

DE LA DENTITION ET DES ACCIDENTS QU'ELLE OCCASIONNE.

CHAPITRE V.

QUI TRAITE DES MEILLEURS MOYENS A EMPLOYER POUR FAIRE MARCHER SEUL UN ENFANT. — DE LA COIFFURE ET DE L'USAGE DES BOURRELETS. — RÉFLEXIONS MORALES.

CHAPITRE VI.

DU SEVRAGE.

CHAPITRE VII.

DES HABITUDES ET DES DÉFAUTS QUI SE MONTRENT CHEZ LES ENFANTS AU BERCEAU.

CHAPITRE VIII.

DES MALADIES ET DES INDISPOSITIONS PARTICULIÈRES A L'ENFANCE.

CHAPITRE IX.

DE L'ALLAITEMENT AU BIBERON. — DES NOURRICES SUR LIEU, ET DU BLANCHISSAGE DU LINGE DES ENFANTS. — CONCLUSION.

FIN.

POITIERS, IMP. DE F.-A. SAURIN.

9 7 8 2 0 1 3 5 8 4 5 9 3